MÉTHODE

POUR TRAITER

TOUTES LES MALADIES

TOME NEUVIEME.

MÉTHODE

POUR TRAITER

TOUTES LES MALADIES;

Très - utile aux jeunes Médecins , aux Chirurgiens & aux Gens charitables qui exercent la Médecine dans les campagnes.

DÉDIÉE AU ROI.

Par M. *VACHIER*, *Ecuyer, Docteur-Régent de la Faculté de Médecine, ancien Professeur des Écoles de Médecine de Paris ; Docteur en Médecine de l'Université de Montpellier.*

Si quid novisti rectius istis ,
Candidus imperti : si non, his utere mecum.
HORAT. Ep. VI.

TOME NEUVIÈME.

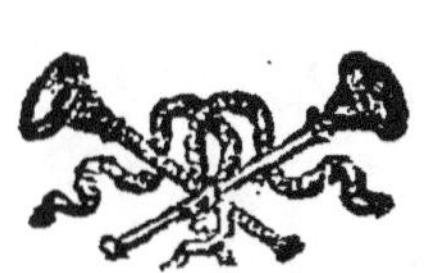

A PARIS,

Chez {
MÉQUIGNON l'aîné , Libraire, rue des Cordeliers, près les Écoles de Chirurgie.
CROULLEBOIS, Libr., rue des Mathurins.

M. DCC. LXXXIX.

Avec Approbation , & Privilége du Roi.

MÉTHODE

POUR TRAITER

TOUTES LES MALADIES.

HUITIEME CLASSE.

Des léſions de la circulation du ſang.

La circulation du ſang eſt la fonction 643 par laquelle le ſang, qui eſt contenu dans les deux ventricules du cœur, eſt pouſſé, en un inſtant, celui du ventricule gauche, dans l'artère aorte, & celui du ventricule droit, dans l'artère pulmonaire ; & dans l'inſtant qui ſuccède, le ſang, qui eſt contenu dans l'oreillette gauche du cœur, & dans le ſinus de la veine pulmonaire,

Tome IX.   A

est poussé dans le ventricule gauche du
cœur ; & dans le même instant, le sang,
qui est contenu dans le sinus de la veine-
cave, & dans l'oreillette droite du
cœur, est poussé dans le ventricule
droit du cœur.

Il y a des valvules ou soupapes
à l'orifice de l'aorte, & à l'orifice de
l'artère pulmonaire ; ces valvules sont
abaissées contre les parois de ces artères, pour permettre le passage du
sang des ventricules dans ces artères.
Dès que l'impulsion du sang, dans les
artères, a été faite par la contraction
des ventricules, les valvules se relèvent, & empêchent que, dans l'instant
de la contraction des artères, le sang
artériel ne retourne dans les ventricules. Il y a aussi des valvules ou
soupapes aux deux orifices veineux
des ventricules du cœur, qui sont
abaissées contre les parois du cœur,
dans l'instant que, par les contractions des deux oreillettes, & du sinus
de la veine pulmonaire, & du sinus de
la veine-cave, le sang est poussé dans
les ventricules. Dès que cette impulsion du sang, dans le cœur, est faite,
les valvules des orifices veineux se
relèvent, & empêchent que, dans le

tems de la contraction des ventricules, le fang ne retourne dans les finus veineux, & dans les oreillettes ; & par leur réfiftance, elles déterminent le fang contenu dans les deux ventricules, à être pouffé dans les deux groffes artères.

L'impulfion du fang, par la contraction des ventricules du cœur, dans l'aorte, & dans l'artère pulmonaire, & l'impulfion du fang, par la contraction des deux oreillettes du cœur, & par la contraction du finus de la veine-cave, & du finus de la veine pulmonaire, dans les deux ventricules, fe fuccèdent alternativement pendant tout le tems que l'homme eft vivant.

Dans l'inftant de l'impulfion du fang par les ventricules du cœur dans l'aorte, & dans l'artère pulmonaire ; ces deux artères font dilatées dans tout leur trajet, ainfi que toutes les ramifications de ces deux artères, & toutes les veines du corps : dans ce même inftant, la portion du fang, qui eft pouffée par les deux ventricules, dans les deux groffes artères, pouffe tout le fang qui eft contenu dans ces deux artères, dans toutes leurs ramifications, dans toutes les veines, & dans les deux oreillettes.

Dans l'inftant qui fuccède, les deux groffes artères, leurs ramifications, toutes les veines, & les deux oreillettes, fe contractent ; les contractions de tous ces vaiffeaux, pouffent encore tout le fang, dont une portion, dans cet inftant, eft introduite dans les deux ventricules du cœur, qui, alors, font dilatés. De forte que par ces mouvemens alternatifs de contraction, & de dilatation du cœur, des artères, des veines, & des oreillettes, le fang eft perpétuellement pouffé depuis le cœur jufqu'aux extrêmités des artères, & depuis les extrêmités des artères où les veines commencent, jufqu'au cœur.

Il s'enfuit de-là, que tout le fang eft porté fucceffivement, depuis les ventricules du cœur, par le moyen des artères & de leurs ramifications, dans toutes les parties, & dans tous les points du corps ; & que de toutes les parties & de tout les points du corps, tout le fang eft fucceffivement rapporté, par le moyen des veinules, des groffes veines & des oreillettes, dans les ventricules du cœur,

L'aorte, par le moyen de fes ramifications, porte le fang dans toutes les parties du corps : dès en fortant du cœur, elle fournit deux petites artères, qui fe diftribuent dans le tiffu du cœur ; enfuite, elle fournit l'artère ruifchiene, qui fe diftribue dans les deux lobes du poumon ; enfuite, la portion de l'aorte, qu'on nomme afcendante, fournit les deux carotides, qui fe diftribuent dans le cerveau, dans la bouche, dans la gorge, dans la face, & dans tout l'intérieur de la tête ; elle fournit les deux fous-clavières, qui fourniffent des artères aux mufcles de la refpiration, aux parois de la poitrine, & aux extrêmités fupérieures ; enfuite, la portion de l'aorte, qu'on nomme defcendante, donne l'artère cœliaque, qui fe divife en trois rameaux, dont un fe diftribue à l'eftomac, un autre au foie, & le troifième à la rate : enfuite elle donne des artères au méfentère, aux inteftins, aux reins, à la veffie, aux parties de la génération, aux mufcles du bas-ventre, aux lombes ; enfin, elle fe partage en deux groffes artères qui fortent du baffin, pour fe diftribuer aux extrémités inférieures.

A 3

Chacune des principales artères,
qui part de l'aorte, se subdivise dans
les organes où elle se distribue en
un grand nombre d'artères très-sensi-
bles ; & ces secondes artères se sub-
divisent en artérioles, qui sont innom-
brables ; de ces artérioles, les unes
continuent à porter, jusques dans
l'origine des veines, la partie rouge du
sang, la lymphe & la sérosité ; d'autres
de ces artérioles, ne contiennent que
de la lymphe, & pour cela, on les
nomme lymphatiques ; les unes de ces
dernières artérioles portent, dans des
organes secrétoires, la matière de
chaque secrétion, d'où résultent les
diverses humeurs (§. 381) qui sont
très-différentes du sang dont elles éma-
nent, & dont elles se séparent : d'autres de ces artérioles lymphatiques,
portent, dans tous les plus petits
vaisseaux du corps, la lymphe nour-
riciere, qui produit l'accroissement
de tous les organes, jusqu'à l'âge
adulte ; & qui, dans le cours de l'âge
adulte, répare, dans les petits vaisseaux, les dégradations qui sont causées par le mouvement continuel de
tous les organes ; ensuite le résidu
de la matière de toutes les secrétions,

& le réfidu de la lymphe, qui a fervi à la nutrition, & à la réparation, font reçus dans les veinules lymphatiques, qui fe réuniffent dans leur trajet en veines lymphatiques très - fenfibles, dont les unes s'ouvrent & fe verfent dans des veines fanguines ; d'autres, s'ouvrent & fe verfent dans le réfervoir de Pecquet , & dans le canal thorachique, pour que les liqueurs qu'elles contiennent, foient portées dans la veine foufclaviere.

Les veinules qui ont reçu le fang immédiatement des dernières artérioles fanguines, en s'uniffant les unes aux autres, forment de petites veines, qui, dans leur trajet, reçoivent d'autres petites veines fanguines, & des veines lymphatiques, & deviennent des veines confidérables, qui vont fe verfer dans la veine cave qui porte le fang dans le ventricule droit du cœur.

Le fang qui a été porté dans toutes les parties du corps par les ramifications de l'aorte, ayant dépofé la matière des fecrétions & la matière de la nutrition, & n'ayant qu'un très-petit mouvement dans les veinules, & même dans les groffes veines, lorfqu'il arrive au ventricule droit du cœur, eſt beaucoup moins fluide, & moins vermeil que celui qui eſt ſorti du ventricule gauche ; mais ce ſang veineux étant pouſſé par le ventricule droit du cœur, dans l'artère pulmonaire, qui ſe rarifie le long des bronches, & dans les parois des véſicules pulmonaires, eſt revivifié par l'action de la reſpiration, par la preſſion de l'air, & par le chyle qui ſe mêle intimement au ſang, & qui, lui-même, ſe convertit en ſang nouveau, qui remplace & répare celui qui a été perdu, & celui qui a été décompoſé dans les dernières artérioles, dans les veinules, & dans les vaiſſeaux lymphatiques ; le ſang ainſi régénéré, eſt reporté par la veine pulmonaire, & par l'oreillette gauche, dans le ventricule gauche, pour, de-là, aller ſoutenir l'action & la vie dans tous les organes du corps.

644   Un très-grand nombre de conditions paroiſſent néceſſaires pour que la circulation du ſang (cette fonction qui paroît être le principe de la vie), ſoit conſervée dans ſon état naturel ; les principales ſont les ſuivantes.

1°. Il faut que l'organiſation du cœur,

celle des artères, celle des veines & des oreillettes, & celle des vaiſſeaux lymphatiques, ſoient maintenues dans leur perfection naturelle.

2°. Il faut que le cœur, & tous les vaiſſeaux conſervent la force naturelle qu'ils ont pour ſe contracter alternativement, & la ſoupleſſe qui leur eſt naturelle pour céder à leur tour, & pour être dilatés réciproquement par leur contraction alternative.

3°. Il faut que tous les vaiſſeaux du corps ſoient très-libres, & qu'ils n'aient d'autres iſſues, ou ouvertures, que celles que la nature a formées.

4°. Il faut que le ſang ſoit maintenu dans la fluidité qui lui eſt naturelle : pour cela, il faut que la proportion que la nature a établie entre les globules rouges, la lymphe & la ſéroſité, ſoit conſervée ; il faut que ces trois humeurs aient leur conſiſtance, leur quantité, & leurs qualités naturelles.

5°. Il faut que toutes les fonctions principales ſoient en bon état ; il faut, ſur-tout, que la reſpiration s'exerce avec ſa perfection naturelle : il faut que la digeſtion ſe faſſe facilement, & que ſes réſultats ſoient de bonne qualité ; il faut que l'action des nerfs ſoit

conſtante & régulière ; il faut que les
ſecrétions, les excrétions & la nutrition ſoient dans l'état naturel ; il faut
que le ſens univerſel ne ſoit point
altéré ; il faut qu'il n'y ait point de
paſſions violentes, &c. Lorſque ces
conditions ſont plus ou moins défec-
tueuſes, la circulation du ſang eſt plus
ou moins léſée.

Nous allons décrire dans le §. ſuivant, les ſignes des léſions de la circulation ; enſuite, nous en aſſignerons
les cauſes.

645. La circulation du ſang eſt léſée
lorſqu'elle ſe fait plus foiblement &
plus lentement qu'à l'ordinaire : elle
eſt léſée lorſqu'elle ſe fait avec plus
de force & plus de vivacité qu'à l'ordinaire : elle eſt léſée lorſqu'elle eſt
ſuſpendue & lorſqu'elle ſe fait avec
inégalité & irrégularité. Plus ces léſions ſont conſtamment à un haut degré, plus l'individu eſt en danger.

Le battement des artères, ou le
pouls, eſt le moyen par lequel on peut
connoître l'état de la circulation ; lorſque le pouls a ſa force, ſon égalité,
ſa régularité, ſa ſoupleſſe, ſa vivacité,
& ſa fréquence ordinaires à l'état de
ſanté, on peut être aſſuré que la cir-

culation du fang eft dans fon état naturel: plus le pouls s'éloigne de ces qualités
ordinaires, plus la circulation eft léfée.

Quelques-unes de ces qualités du
pouls ; par exemple, l'égalité & la régularité des pulfations, font communes à tous les individus en fanté, &
qui n'ont aucun vice d'organifation
dans le cœur & dans les gros vaiffeaux :
mais la foupleffe, la force, la groffeur,
la vivacité, & la fréquence du pouls
ne font pas les mêmes dans tous les
individus en fanté. Par exemple, l'obfervation apprend que les individus
qui font de la plus grande taille, &
qui font gros, forts, bien propor-
tionnés, & qui font de l'excellente conftitution (§. 404, n° 1), ont le pouls
plus fort & plus gros que les individus
de la petite taille, qui font très-frêles
(§. 404, art. 5).

Les individus qui mangent beaucoup, & qui ont beaucoup d'humeurs
(§. 407), ont le pouls plus gros &
plus fort que les individus qui mangent très-peu, & qui ont peu d'humeurs (§. 406).

Les individus qui font livrés aux
grandes paffions, ceux qui mènent
une vie très-active, ceux qui ont les

A 6

humeurs âcres (§. 410), ont le pouls plus vif & plus fréquent que les individus qui font apathiques , que ceux qui menent une vie fédentaire & oifeufe, que ceux qui ont les humeurs épaiffes (§. 408), & que ceux qui ont les humeurs furabondantes en férofités (§. 409);

Tous les individus en fanté , n'ont pas le pouls également fouple : dans le bas âge , le pouls eft plus fouple qu'il ne l'eft à l'âge de 25 ou 30 ans : les vieillards ont le pouls beaucoup moins fouple que les gens de 30 à 40 ans.

Le jeune Médecin doit étudier, avec la plus grande attention, l'état du pouls en fanté, dans les individus des différentes conftitutions , (depuis le §. 404, jufqu'au §. 417). Dans les individus en fanté , qui font fujets aux excrétions extraordinaires de la deuxième efpèce (Claffe VII , Section IV): dans les individus en fanté, qui font fujets aux excrétions extraordinaires de la quatrième efpèce (Claffe VII , Section V) : dans les individus qui ont des genres de vie différens : dans les individus de différens ges : dans les petites filles qui approchent de l'âge nubile : dans les filles & les femmes qui font dans l'âge des règles :

dans celles qui font dans l'âge critique, & dans celles qui ont paffé cet âge.

C'eft par la connoiffance que le jeune Médecin aura acquife de l'état du pouls dans la fanté des divers individus, qu'il pourra juger facilement, fi la circulation eft plus ou moins léfée dans les maladies qu'ils éprouveront.

La connoiffance des degrés de léfion de la circulation du fang, lui eft abfolument néceffaire pour procéder fûrement dans les traitemens des indifpofitions & des maladies.

Il eft indifpenfable au Médecin de bien juger fi la circulation eft plus ou moins léfée, dans ce que beaucoup de gens nomment, vulgairement, légères indifpofitions. Par exemple, des gens qui n'ont qu'une douleur & pefanteur de tête, ou un mal-aife & une laffitude, ou un dégoût pour les mets ordinaires & point d'appetit, difent qu'ils n'ont qu'une légère indifpofition, tant que ces fymptômes font à un degré léger & très-fupportable; mais fi le Médecin trouve que le pouls de ces gens eft fort différent de fon état ordinaire en fanté, leur état n'eft pas une légère indifpofition; il eft fouvent une maladie grave qui commence. Par

exemple ; fi l'individu qui ne fe plaint
que d'un mal & pefanteur de tête , a
le pouls très-fort , très gros , & très-
dur ; il eft menacé d'apoplexie : fi l'individu qui ne fe plaint que d'un mal-
aife , laffitude ou dégoût & de manquer d'appétit , à le pouls beaucoup
plus vif & beaucoup plus fréquent
que dans font état de fanté ordinaire ; il
a la fièvre qui peut être un commencement de fièvre putride ou maligne.

Ce fera par ce que le jeune Médecin
connoîtra bien l'état du pouls dans
l'état de fanté de ces individus , qu'il
pourra juger que ces individus , qui
ne fe croyoient que légérement indifpofés , font réellement très malades , &
qu'il pourra, en adminiftrant, dès le commencement de ces maladies, les remèdes
indiqués , empêcher l'augmentation &
les fuites fâcheufes de ces maladies.

Il eft indifpenfable que le Médecin
connoiffe l'état du pouls dans la fanté
des divers individus , pour qu'il puiffe
juger fi la circulation eft plus ou moins
léfée dans les maladies compofées & compliquées, dont ces individus font atteints.

Plus l'état du pouls dans les maladies eft conftamment différent de fon
état ordinaire en fanté , plus la maladie

eft grave. Par exemple ; fi un malade
n'éprouve aucune douleur violente ,
ni aucune douleur fixe dans les vifcères ; s'il n'éprouve aucune fuppreffion
totale des excrétions naturelles ; des
gens peu inftruits ne croyient pas fa
maladie grave ; mais fi le Médecin lui
trouve le pouls beaucoup plus vif , &
beaucoup plus fréquent que dans fon
état de fanté ; il juge que la circulation eft très léfée , & que , par conféquent, la maladie eft très-grave.

Dans le plus grand nombre des maladies compofées & compliquées, ce
font les léfions de la circulation , lorfqu'elles font à un haut degré , qui
font les plus redoutables : ce font les
hauts degrés de ces léfions qui exigent,
de la part du Médecin , la plus grande
vigilance , & les fecours les plus efficaces : ce font les différens degrés de ces
léfions , fur lefquels le Médecin fonde
principalement fon pronoftic.

Il eft indifpenfable que le Médecin
connoiffe l'état du pouls dans l'état de
fanté des divers individus, pour qu'il
puiffe juger, fi les maladies qu'ils viennent d'effuyer font totalement terminées & s'ils entrent en convalefcence.
Ce n'eft que d'après la connoiffance

que le Médecin a de l'état du pouls
ordinaire à ces individus en santé ,
qu'il peut juger du tems où il doit
cesser les remèdes , la diète , & pres-
crire le régime des convalescens.

Au défaut de la connoissance de
l'état du pouls en santé, il peut cesser,
trop tôt les remèdes , & ordonner
trop tôt le régime des convalescens.
Par-exemple , il arrive souvent que,
dans l'espèce de fluxion de poitrine ,
jointe à une fièvre putride (§§. 326
& 327), l'individu , après quatorze
ou vingt-un jours de durée de cette
maladie , ne ressent plus de douleurs
dans la poitrine , il ne tousse plus ,
l'expectoration est de bonne qualité ,
il dort, à peu-près, comme à son ordinaire , il est tourmenté par une faim
vive , son pouls n'est pas plus vif , ni
plus fréquent que celui de tel ou tel
autre individu qui jouit d'une bonne
santé ; il ne ressent aucune douleur ,
ni mal-aise , & il sent même un bien-
être ; enfin , il dit qu'il n'a d'autre
mal que moins de forces qu'à son
ordinaire , & une faim qui le tour-
mente beaucoup.

D'après tous ces signes , le malade
& les assistans croient que la maladie

eft totalement terminée , & qu'il faut
ceffer la diète & les remèdes , & qu'il
faut commencer à prendre les alimens
folides. Mais le Médecin qui connoît
le pouls de cet individu dans l'état de
fanté , & qui trouve fon pouls auffi
vif, auffi fréquent, & auffi fort que
celui de telle , ou telle autre perfonne
en fanté , juge que la circulation du
fang eft encore fort léfée ; que , par
conféquent, la maladie n'eft pas terminée , & qu'il faut continuer la diète
& les remèdes, jufqu'à ce que le pouls
foit fenfiblement moins vif, moins fréquent , & moins fort que celui de telle
ou telle autre perfonne en fanté.

Il juge ainfi , parce qu'il fait que le
malade , dans fon état de fanté ordinaire , a le pouls plus foible , plus
lent & moins fréquent , que dans telle
ou telle autre perfonne , qui eft auffi
dans fon état de fanté ordinaire. Le
Médecin fait que la guérifon de cette
fluxion de poitrine , jointe à une fièvre
putride , ainfi que celle de toute autre
maladie qui a exigé, pendant long-tems,
la diète ténue & beaucoup de remèdes
évacuans, n'eft affurée que lorfque tous
les fymptômes font diffipés , & lorfque le pouls eft fenfiblement plus

petit, plus foible, moins vif & moins fréquent qu'il ne l'eſt dans l'état de ſanté ordinaire à l'individu.

Le Médecin ſait, que tant que le pouls du malade eſt auſſi fort, auſſi vif & auſſi fréquent qu'il l'eſt dans ſon état de ſanté ordinaire, c'eſt parce qu'il y a encore dans les voies de la circulation, des obſtacles ; qu'il y a encore un grand nombre de petits vaiſſeaux qui ſont engorgés, & que ce ſont ces obſtacles qui excitent plus de vivacité & plus de fréquence dans le pouls qu'il ne doit y en avoir. Le Médecin ſait, que dans l'état naturel, les forces de la circulation du ſang ſont toujours proportionnées aux forces muſculaires de l'individu ; il ſait, que quand l'individu a fait une longue diète, & qu'il a fait uſage de beaucoup de remèdes évacuans, il a très-peu d'humeurs, il eſt très-foible, & que s'il ne reſte plus de cauſes des léſions de la circulation, le pouls ne peut être, ni auſſi fort, ni auſſi vif, ni auſſi fréquent qu'il l'eſt, lorſque l'individu étant dans ſon état de ſanté ordinaire, il jouit de toutes ſes forces, ſe livre au travail & à l'exercice, & fait trois ou quatre repas par jour.

D'après toutes ces raifons , le Médecin trouvant dans l'individu , qui eft au quatorzième ou au vingt-unième jour de la fluxion de poitrine ci deffus , le pouls auffi fort , auffi vif & auffi fréquent , que l'eft celui de telle ou telle autre perfonne en fanté ; il jugera que cet individu eft encore loin de fa guérifon : en conféquence , il ordonnera que , malgré la grande faim dont le malade fe plaint , & malgré le mieux être qu'il dit éprouver , il continue les remèdes néceffaires pour détruire les obftacles à la circulation , & la diète ténue , jufqu'à ce que le pouls foit fenfiblement plus petit , plus foible , moins vif & moins fréquent qu'il ne l'eft le matin à jeun & en repos , lorfque cet individu eft dans fon état de fanté ordinaire. C'eft faute de connoître le pouls , c'eft faute de favoir , que pour que la fièvre foit totalement ceffée , il faut que le pouls foit fenfiblement plus petit , plus foible , moins vif & moins fréquent , après plufieurs jours de diète & d'ufage des remèdes évacuans , que les médicaftres & les empiriques font ceffer les remèdes & la diète avant que les maladies foient totalement

terminées ; & c'eſt pour cette impéritie qu'on voit beaucoup de gens en
qui les maladies ſe renouvellent avec
violencè, peu de jours après, qu'on
a, mal-à propos, fait ceſſer les remèdes & la diète. C'eſt par cette
impéritie, que beaucoup de malades
qui étoient près de la convaleſcence,
périſſent peu de jours après, que, mal-
à propos, ils ont commencé à prendre
des alimens ſolides.

Pour que le jeune Médecin acquière
la connoiſſance indiſpenſable des différentes qualités du pouls, il faut qu'il
les étudie avec grande attention dans
des individus qui ſont en ſanté, &
qui ſont des différentes conſtitutions
citées au commencement de ce § :
qu'il les étudie dans pluſieurs individus de chacune de ces conſtitutions,
dans les individus des deux ſexes, &
dans pluſieurs individus de différens
âges.

646 Les attentions que le jeune Médecin
doit avoir en étudiant le pouls dans des
individus en ſanté, ſont d'examiner :

1°. Le plus ou le moins de vivacité
de chaque battement ou pulſation.

2°. L'égalité des battemens ; 3° le
plus ou le moins d'intervalle entre deux

battemens ; 4° l'égalité de ces intervalles ; 5° le plus ou le moins de
groffeur du pouls ; 6° le plus ou le
moins de plénitude du pouls ; 7° le
plus ou le moins de groffeur de l'artère ; 8° le plus ou le moins de foupleffe, ou de molleffe du pouls : c'eft-
à-dire, le plus ou le moins de facilité
de comprimer, & de rapprocher la
parois de l'artère de fon centre, ou
de l'autre parois. 9°. Le plus ou le
moins de force du pouls, c'eft-à-dire,
l'effort plus ou moins grand de l'artère, pour repouffer les doigts de
l'obfervateur.

Ces qualités du pouls n'ont pas befoin
d'être expliquées ; le jeune Médecin
s'en fera une jufte idée, par l'ufage
de tâter le pouls du même individu,
dans des circonftances différentes, &
par la comparaifon de ces qualités
dans telle circonftance, avec ces mêmes
qualités dans d'autres circonftances.

Il eft à propos que, dans le commencement de cette étude, le jeune
Médecin ne la faffe que dans un feul
individu, & toujours dans le même,
pendant quelque tems ; & qu'il com-
pare fouvent l'état du pouls de cet individu, avec l'état de fon propre pouls.

Il faut que le jeune Médecin s'accoutume à tâter le pouls, avec les trois premiers doigts, tantôt d'une main, tantôt de l'autre, qu'il ne ſerre pas plus l'artère, d'un doigt que de l'autre : qu'il ſerre très peu l'artère, pour ſentir la vivacité, & la fréquence des battemens ; qu'il la ſerre davantage, pour ſentir la groſſeur, la force, la plénitude, & la ſoupleſſe du pouls.

Le jeune Médecin doit, d'abord, examiner les qualités (§. 646) du pouls, le matin, dans un individu en ſanté, qui eſt à jeun en repos, & qui n'eſt agité par aucune paſſion forte. C'eſt dans cette circonſtance, qu'il ſentira l'état du pouls, qui eſt naturel à cet individu. Cet état naturel du pouls doit être le terme de comparaiſon avec les diverſes qualités du pouls, qui ont lieu dans la journée, relativement à diverſes circonſtances; & ces qualités du pouls naturel, doivent être le terme de comparaiſon, avec les diverſes altérations du pouls, qui ont lieu dans les maladies.

Enſuite, il tâtera le pouls de ce même individu, immédiatement après qu'il aura fait un exercice un peu fort; dans cette circonſtance, le Médecin fentira que chaque battement du pouls fe fait avec plus de vivacité, qu'il ne fe taifoit le matin à jeun & en repos : il fentira que les intervalles, entre les battemens, font plus courts qu'ils ne l'étoient le matin à jeun & en repos : il fentira que les battemens font plus forts qu'ils ne l'étoient le matin. Peu de tems après que cet individu aura dîné, & qu'il aura mangé beaucoup, le Médecin tâtera fon pouls; il fentira que chaque battement eft plus vif, plus fort, & plus gros qu'il ne l'étoit le matin ; il fentira que le pouls eft plus plein, & moins fouple qu'il ne l'étoit le matin.

Si cet individu, étant à jeun, eft atteint d'un violent accès de colère, chaque battement de fon pouls fe fera avec plus de vivacité ; les intervalles des battemens, feront plus courts qu'ils n'étoient lorfqu'il étoit en repos, & fans paffion forte, & fon pouls fera auffi gros, & auffi fort qu'il l'étoit immédiatement après un grand exercice : mais il fera moins plein, & plus fouple qu'il n'étoit après un ample dîner.

Si cet individu, étant à jeun, eft atteint d'une grande frayeur, chaque battement de son pouls sera plus vif, les intervalles des battemens seront plus courts, le pouls sera moins gros, & moins souple que lorsque l'individu étoit tranquille. Si la frayeur est extrême, le pouls deviendra inégal, il y aura d'abord des battemens plus forts & plus vifs que d'autres, les intervalles entre les battemens seront inégaux, il y en aura de plus courts que d'autres ; enfin cette passion violente durant long-tems, si l'individu a le genre nerveux très-irritable, le pouls deviendra très-petit, très-foible & à peine sensible.

Si cet individu, à jeun, se livre à un travail de cabinet, qui exige une grande contention d'esprit, le Médecin sentira que, dans cette circonstance, le pouls est plus petit, plus fréquent, & plus fort qu'il n'étoit lorsque l'individu étoit en repos.

Si cet individu a très-froid, le Médecin sentira que chaque battement est plus vif ; que l'intervalle entre les battemens est plus court ; que les battemens sont plus petits, & que l'artère est moins souple, que lorsque l'individu est à jeun, en repos, & qu'il n'a ni froid ni chaud.

Si

Si cet individu eft dans un appartement très-chaud, ou s'il a été expofé long-tems à l'ardeur du foleil ; chaque battement fera moins vif, le pouls fera beaucoup plus gros que le matin, lorfqu'il n'avoit ni froid ni chaud.

Si cet individu paffe la journée, fans manger & fans boire ; le foir, chaque battement du pouls fera moins vif, les intervalles des battemens feront plus longs, les battemens feront plus petits & plus foibles, & l'artère fera moins pleine que le matin.

Pendant le fommeil, dans un lit où cet individu fera fuffifamment couvert, & où il aura une petite moiteur ; les battemens feront moins vifs, plus gros & plus fouples que le matin, lorfque l'individu fera levé, à jeun & en repos.

Si cet individu a l'imagination très-agitée, fi dans un inftant il a un mouvement violent de colère, fi l'inftant fuivant il a une grande frayeur, fi l'inftant après il a de grandes efpérances ; le Médecin fentira que dans ces circonftances le pouls varie ; que tantôt le pouls eft gros & fort ; que tantôt il eft petit & foible, & que tantôt il approche de l'état naturel.

648 Lorſque le jeune Médecin aura, pour ainſi dire, familiariſé ſon tact avec les qualités du pouls naturel, & qu'il ſera parvenu à ſentir facilement les changemens que les différentes circonſtances (§. 647) produiſent dans le pouls naturel ; il commencera à étudier le pouls dans quatre ou cinq individus qui ſeront en ſanté, & qui ſeront de différentes conſtitutions.

Par exemple, l'un de ces indivi-dus ſera de plus grande taille, il ſera bien proportionné & de la plus excel-lente conſtitution (§. 404, art. 1). Le ſecond individu ſera de la plus petite taille, il ſera très-frêle, & de la médiocre conſtitution (§. 404, art. 5). Le troiſième individu aura très-peu d'humeurs (§. 406). Le quatrième individu aura beaucoup d'humeurs (§. 407).

Le jeune Médecin commencera par bien étudier, dans ces quatre indivi-dus, leur pouls naturel, qui eſt celui du matin à jeun & en repos (§. 647) ; il ſera grande attention à chacune des qualités (§. 646) du pouls. Il com-parera les qualités du pouls naturel de l'un de ces individus, avec les qualités du pouls naturel des autres individus. Il fentira bientôt que le pouls naturel de l'individu de la plus grande taille & de la plus parfaite conftitution, eft plus gros & plus fort que celui de l'individu de la plus petite taille, & qui eft de médiocre conftitution. Il fentira bientôt que le pouls naturel de l'individu, qui a peu d'humeurs, eft plus petit & plus foible que celui de l'individu qui a trop d'humeurs. Il fentira que l'individu de la plus grande taille & de la meilleure conftitution, a le pouls auffi gros & auffi fort que celui de l'individu qui eft d'une taille beaucoup moindre, mais qui a trop d'humeurs. Il fentira que le pouls de ce dernier eft plus plein & moins fouple que celui du précédent.

En examinant le pouls de ces quatre individus, dans les diverfes circonftances §. 647), il verra que le pouls de l'individu, de l'excellente conftitution, n'éprouve pas, dans les mêmes circonftances, des changemens auffi fenfibles, que celui de l'individu qui a trop d'humeurs. Il verra que le pouls de l'individu, qui a trop peu d'humeurs après un repas trop co.

B 2

pieux, n'eſt pas, à beaucoup près, auſſi gros & auſſi fort que celui de l'individu qui a trop d'humeurs, & qui eſt à jeun.

Lorſque le jeune Médecin ſera parvenu à connoître la différence du pouls naturel dans ces quatre individus, & les divers changemens de leur pouls, dans les circonſtances (§. 647); il étudiera le pouls, en même-tems, dans cinq ou ſix individus qui ſeront en ſanté, & dont chacun ſera de l'une des différentes conſtitutions décrites (depuis le §. 408 juſqu'au §. 417). Il commencera d'abord par étudier la différence des qualités (§. 646) du pouls naturel (§. 647) dans ces individus. Il verra bientôt que le pouls naturel de l'individu qui eſt très-vif, très actif & très-ſenſible, & qui a les humeurs âcres, eſt plus vif & plus fréquent que celui de l'individu qui eſt apathique, qui mène une vie oiſeuſe, & qui a les humeurs ſurabondantes en ſéroſités. Enſuite en examinant le pouls de ces individus dans les différentes circonſ-tances (§. 647); il ſentira que dans l'individu qui eſt apathique, & qui a les humeurs ſurabondantes en ſérofités, le pouls n'eft ni auffi vif, ni auffi fréquent, après un grand exercice, que celui de l'individu qui eft très-fenfible, & qui a les humeurs âcres, lors même que ce dernier eft à jeun & en repos. Il fentira que dans l'individu qui eft de la conftitution vicieufe (§. 417), le pouls n'eft pas conftamment le même : il fentira que, quelquefois, le pouls de cet individu, le matin à jeun & en repos, eft auffi vif & auffi fréquent que celui de l'individu qui a les humeurs âcres : d'autres fois, il fentira que le pouls de cet individu, de la conftitution vicieufe, a le matin à jeun & en repos, le pouls auffi lent & auffi rare que celui de l'individu qui a les humeurs épaiffes ; ou que celui de l'individu qui a les humeurs furabondantes en férofités.

Lorfque le jeune Médecin fera parvenu à connoître le pouls dans plufieurs individus des différentes conftitutions ci-deffus ; il l'étudiera dans les jeunes filles qui font au deffous de l'âge nubile, dans celles de l'âge nubile, dans les filles & femmes au-deffous de l'âge de quarante à quarante-cinq ans ; dans celles de l'âge critique, & qui font dans l'état de fanté qui leur eſt ordinaire : il l'étudiera dans des individus, qui ſont ſujets à des excrétions extraordinaires de la deuxième eſpèce (Claſſe VII, Sect. IV); dans ceux qui ſont ſujets à des excrétions extraordinaires de la quatrième eſpèce (Claſſe VII, Sect. V^e); dans des individus qui ont des fonctions foibles (décrites dans les articles du §. 404); il l'étudiera dans de jeunes gens, dans des adultes du moyen âge & dans des vieillards, qui, tous, ſeront dans leur état de ſanté ordinaire. Dans ces études, il s'attachera à bien connoître le pouls naturel de chaque individu : enſuite il examinera leur pouls dans les différentes circonſtances (§. 647). D'après ces examens, il apercevra outre les changemens qui arrivent aux pouls dans ces différentes circonſtances, que les femmes, aux approches du tems de leurs règles, & que les individus, ſujets aux excrétions extraordinaires, aux approches de ces évacuations, ont le pouls ſenſiblement plus gros, plus plein, & ſouvent plus fréquent qu'il ne l'eſt après ces évacuations. Il apercevra que les paſſions opèrent dans le pouls des femmes, des changemens plus ſen-

fibles que dans le pouls des hommes ;
& que dans quelques femmes, des
accès violens de paffion, rendent, quelquefois, le pouls imperceptible pendant un long efpace de tems ; il apercevra que dans beaucoup de vieillards,
le pouls eft très-irrégulier, que dans
quelques uns il eft conftamment intermittent, que dans d'autres il eft inégal ; que tantôt les battemens font
lents, petits & foibles, que tantôt
les intervalles entre les battemens font
très-courts, que tantôt ils font très-
lents : il apercevra que les vieillards
ont conftamment le pouls beaucoup
moins fouple que les jeunes gens.

Nous ne donnons ici que peu
d'exemples des différentes qualités du
pouls dans des individus de différentes
conftitutions, parce que nous pen-
fons que ce petit nombre d'exemples
eft fuffifant pour prouver aux jeunes
Médecins, qu'il eft néceffaire qu'ils
étudient ces différentes qualités du
pouls ; & que nous jugeons que, pendant le tems qu'ils feront ces études,
ils découvriront les autres différences
de ces qualités dans les divers individus.

Lorfque le jeune Médecin aura étu- 649

B 4

dié le pouls naturel dans cinq ou ſix
individus de chacune des différentes
conſtitutions, & qu'il ſera parvenu à
diſtinguer facilement les différences qui
exiſtent entre le pouls de cinq ou ſix
individus de telle conſtitution, & le
pouls de cinq ou ſix individus de laquelle que ce ſoit des autres conſtitutions citées (§. 648) ; il n'aura plus
lieu de douter que, par la ſuite, il jugera très-bien le pouls naturel de chaque individu de quelque conſtitution
qu'il ſoit ; attendu que quand même
les nouveaux individus qui ſe préſen-
teront, auroient dans leur pouls quelques qualités différentes de celles du
pouls qu'il a bien étudiées & bien faites dans cinq ou ſix individus de la
même conſtitution, ces différences ne
feront jamais aſſez conſidérables pour
qu'elles puiſſent changer quelque cho-
ſe, ſoit dans ſes ordonnances pour
conſerver la ſanté, ſoit dans ſes ordonnances pour remédier aux maladies qui
peuvent avoir lieu dans ces nouveaux
individus. D'ailleurs, les différences que
le jeune Médecin pourra trouver dans
les qualités du pouls de ces nouveaux
individus, auront, peut-être, lieu, parce que ces individus réuniſſent plu-

fieurs vices de conftitution. Nous avons prefcrit (§. 417) la manière de procéder en fanté & en maladie, à l'égard des individus qui réuniffent plufieurs vices de conftitution.

Lorfque le jeune Médecin aura étudié & reconnu les divers changemens du pouls, qui ont lieu en fanté, par les diverfes circonftances défignées (§. 647), & par diverfes autres caufes accidentelles, dans les individus de diverfe conftitution ; il aura obfervé que la circulation du fang peut être léfée à des degrés très-violens , par divers accidens dans des individus de diverfe conftitution , dans leur état de fanté ordinaire ; & que les léfions de la circulation, quoique très-violentes , qûand elles font uniques , quand elles font produites par des caufes paffagères, font très-rarement funeftes ; & que, la plupart du tems, elles fe diffipent dans le repos , fans le fecours d'aucun remède , par la feule action des organes de la circulation , qui, par leur élafticité & leur mécanifme, rétabliffent, peu à peu , la circulation du fang , dans fon état naturel , dès que les caufes paffagères qui avoient produit ces léfions , n'agiffent plus.

B 5

Par exemple, il n'est pas rare de voir des femmes hystériques, en qui, à la suite d'une grande terreur, ou d'un accès de colère, ou d'une autre passion ; la circulation du sang paroît suspendue, pendant long-tems ; & qui reviennent de cet état sans aucun secours.

Le jeune Médecin aura aussi observé, pendant cette étude, que les grandes irrégularités du pouls, qui ont lieu dans beaucoup d'individus en santé, quand elles sont causées uniquement par quelque vice des organes de la circulation, n'ont pas toujours des suites fâcheuses.

Par exemple, on voit beaucoup de gens qui, ayant passé l'âge de 50 à 60 ans, ont constamment dans leur état de santé ordinaire, le pouls très-intermittent & très-inégal, & qui (malgré cette léfion de la circulation, qui seroit très-redoutable dans des maladies aiguës, dans des gens qui dans leur état de santé ordinaire, ont le pouls régulier), parviennent à l'âge le plus avancé, & qui enfin ne périssent pas par cette cause.

L'ouverture des cadavres a appris que quelques-uns de ces vieillards,

avoient un polype dans un des ventricules du cœur , ou dans l'aorte ;
que d'autres avoient l'aorte offifiée
dans une longue étendue , & que la
mort de ces vieillards n'avoit pas été
caufée par ces vices d'organifation.
L'obfervation apprend auffi que lorfque ces vices font très-confidérables ,
ils font mortels.

La connoiffance du pouls naturel 650
(§. 647), dans plufieurs individus de
chacune des différentes conftitutions,
eft d'autant plus néceffaire au Médecin , que l'état du pouls naturel eft le
terme de comparaifon , & la mefure
des léfions de la circulation du fang ,
qui font plus ou moins grandes felon
que le pouls eft plus ou moins différent de fon état naturel.

Lorfque le jeune Médecin aura bien
étudié & bien faifi les qualités du
pouls naturel dans cinq ou fix individus de chacune des différentes conftitutions; il lui fera facile, par la fuite, de
connoître le pouls d'un individu malade , de quelque conftitution qu'il
foit : pour cela, il fuffira qu'il examine de laquelle conftitution (depuis
le §. 404, jufqu'au §. 417) eft ce malade ; qu'il s'informe s'il eft fujet à

B 6

quelqu'une des excrétions extraordinaires de la ſeconde ou quatrième eſpèce (Claſſe VII, Sect. IV ou V), D'après ces recherches , l'âge & le ſexe du malade ; en ſe rappellant les qualités du pouls naturel de cinq ou ſix individus de la même conſtitution , du même âge & du même ſexe, il ſaura quel doit être le pouls naturel de ce malade. Plus les qualités du pouls ſont différentes dans ce malade de ce qu'elles ſont dans le pouls naturel de cinq ou ſix individus de la même conſtitution ; plus la circulation du ſang ſera léſée dans ce malade.

Pour perſuader aux jeunes Médecins qu'ils doivent étudier avec toute l'attention dont ils ſont capables, le pouls dans l'état de ſanté ordinaire dans pluſieurs individus de chacune des différentes conſtitutions , citées (§. 645) dans les deux ſexes, & dans les différens âges ; nous allons citer quelques exemples qui prouveront que ſi on ne connoît pas le pouls naturel de chaque individu , de quelque conſtitution qu'il ſoit ; on ne peut pas connoître une fièvre médiocre, dans un très grand nombre d'individus ; & que par conféquent on feroit fouvent des fautes très préjudiciables aux malades.

Premier exemple, un individu qui mène une vie fédentaire & oifeufe, qui fait habituellement bonne chère, qui eft apathique, qui a naturellement les humeurs épaiffes §. 408), qui, dans fon état de fanté ordinaire, a, le matin, à jeun, les battemens du pouls, très-lents, & les intervalles très-longs ; fe plaint d'un mal de tête, de laffitude, & il a un petit friffon. Le Médecin lui tâte le pouls, il trouve que les battemens de fon pouls font moins vifs & moins fréquens que dans telle, ou telle autre perfonne qui fe porte bien, & dans lui-même, qui eft en parfaite fanté. Le friffon qu'à éprouvé le malade, eft paffé, la chaleur de la peau n'eft pas fenfiblement différente de l'état ordinaire ; la laffitude n'eft pas extrême ; la douleur de tête n'eft pas confidérable ; le Médecin dit que tous ces fignes de maladie font peu notables, que l'individu n'à point de fièvre, & qu'il efpère que cette indifpofition n'aura pas de fuite ; en conféquence, il dit au malade, que s'il a appétit, à l'heure du repas, il pourra manger

un peu : mais cet individu qui a
naturellement le pouls lent & rare, &
qui depuis le frisson & le sentiment de
lassitude & d'embarras dans la tête,
a le pouls aussi vif, & aussi fréquent
que telle, ou telle autre personne, &
que le Médecin lui-même, qui tous
sont, peut-être, fort sensibles, & qui ont
les humeurs âcres ; cette vivacité &
cette fréquence du pouls, jointes au
mal de tête, à la lassitude, le tout
précédé par un frisson, caractérisent
la fièvre ; & cette fièvre a des signes
d'un commencement de fièvre putride : cependant, cet individu, tranquille,
d'après le jugement du Médecin, se
met à table, à son heure ordinaire ;
& comme son appétit n'est pas très-
vif, il s'attache aux mets les plus délicats, les plus ragoûtans, & souvent
les moins salubres, & en mange beaucoup. Peu d'heures après ce repas,
il survient un très-grand frisson, une
très - grande douleur de tête, une
extrême lassitude, une toux fréquente, un point de côté, une difficulté de respirer, une expectoration
teinte de sang ; la bouche est très-
mauvaise, il y a des nausées, des vomissemens de matières insupportables

au goût du malade, & infectes pour
les affiftans ; cette maladie eft une
fièvre putride, jointe à une fluxion de
poitrine (§§. 256 & 326) ; cette maladie eft très-grave, & peut être funefte.

Si le Médecin eût étudié le pouls
dans l'état de fanté, dans des individus de diverfes conftitutions, il auroit
appris, que dans les individus qui
font d'un caractère indolent & apathique, qui n'agiffent prefque point, qui
ont les humeurs épaiffes, le pouls eft
fenfiblement moins vif & moins fréquent que dans les individus très-vifs,
très-actifs, très-fenfibles, & qui ont
les humeurs âcres. Il auroit fu que
lorfque ces individus pareffeux, indo-
lens, apathiques, & qui ont les humeurs épaiffes, effuient quelque léfion
notable & conftante d'une fonction,
& qu'en même-tems ils ont le pouls
auffi vif, & auffi fréquent que celui
des individus très-fenfibles, très-actifs,
& qui ont les humeurs âcres ; c'eft
par ce qu'ils ont la fièvre. Le Médecin n'auroit donc point fait la faute
de dire que l'indifpofition eft peu confidérable, qu'il n'y a point de fièvre,
& que l'individu peut manger un peu

à son heure ordinaire, s'il a appétit. Le malade n'auroit pas été rassuré au point de chercher à se ragoûter par les mets les moins sains, & de manger beaucoup ; ce qui n'a pu qu'augmenter la quantité des sucs grossiers, épais & corrompus, dont il étoit atteint, & ce qui, par conséquent, a rendu sa maladie beaucoup plus violente qu'elle n'eût été ; si dès que le Médecin a eu examiné le malade, il eût connu qu'il y avoit de la fièvre ; & si, en conséquence, il eût ordonné la diète ténue, une copieuse boisson, de la tisane délayante, & des lavemens pour préparer le malade aux remèdes évacuans, qui étoient très-nécessaires & très-indiqués par le frisson, la lassitude, le mal de tête, & la fièvre.

Second Exemple. Si un jeune Médecin est appellé pour un homme qui est indolent & apathique, qui a les humeurs épaisses, qui, dans son état de santé ordinaire, a les battemens du pouls, lents, & les intervalles entre les battemens, longs, & qui est atteint de de la maladie (§§. 256, 257 & 258), dont les traitemens (§§. 326 & 327) ; le jeune Médecin, d'abord frappé par les symptômes de la fluxion de poitrine , emploiera les remèdes qu'il a vu adminiftrer par quelqu'un de fes confreres ; il pourra fe faire que , dans huit ou neuf jours d'ufage de ces remèdes, la difficulté de refpirer , la douleur de côté , & l'expectoration teinte de fang, foient entièrement diffipées , & qu'à cette époque, le malade ait le pouls peu vif, peu fréquent , & même moins vif , & moins fréquent que beaucoup d'individus en fanté , qui font à jeun ; le jeune Médecin voyant tous les fymptômes de la fluxion de poitrine diffipés, voyant que le malade dit qu'il ne reffent aucun mal , qu'il a une faim vive ; & voyant que le pouls eft un peu moins vif , & moins fréquent que celui de beaucoup d'individus qui font en fanté ; il juge que le malade eft en convalefcence , il ceffe les remèdes, & ordonne de commencer l'ufage des alimens folides. A mefure que ce malade prend des alimens folides , fon pouls devient plus vif, & plus fréquent ; il lui furvient de la toux , il expectore des matières épaiffes ; enfuite la toux devient plus fréquente , la matiére de l'expectoration devient plus épaiffe , l'expectoration devient plus difficile, la toux est plus forte; les crachats contiennent quelque points ou filets de sang, ensuite les crachats deviennent purulens; la vivacité & la fréquence du pouls augmentent, & le malade est dans le premier degré de la pulmonie.

Il peut aussi arriver que ce malade, qui a cessé les remèdes, & qui a repris les alimens solides, dès que les symptômes de la fluxion de poitrine ont été dissipés, & tandis que son pouls n'étoit qu'un peu moins vif & moins fréquent que celui de beaucoup d'individus en santé; éprouve qu'à mesure qu'il prend des alimens, sa bouche devient plus mauvaise, que ses forces diminuent, qu'il ressent plus de mal-aise & de lassitude, qu'il dort moins bien; & qu'enfin il lui survient une très grande répugnance pour les alimens, qu'il succède de la soif, un grand mal de tête, des frissons suivis de chaleur; alors c'est la fièvre putride qui recommence, & qui peut devenir très-dangereuse.

L'une ou l'autre de ces maladies n'auroit pas eu lieu, si le jeune Médecin avoit étudié le pouls dans des individus en santé, de différentes

conftitutions. Par cette étude, il auroit
appris que dans les individus de cette
conftitution , qui font en fanté , les
battemens du pouls font moins vifs ,
& moins fréquens que les battemens
du pouls des individus de telle autre
conftitution ; & lorfqu'à l'époque où
les fymptômes de la fluxion de poitrine fe font diffipés , il auroit vu que
le pouls du malade n'étoit qu'un peu
moins vif , & moins fréquent que celui de beaucoup d'autres individus qui
font en fanté , qui font très-fenfibles,
& qui ont les humeurs âcres ; il auroit
jugé que le pouls du malade n'étoit
pas encore naturel , & qu'il auroit dû
être beaucoup moins vif , & moins
fréquent que celui des individus qui
font très-actifs , très-fenfibles , qui ont
les humeurs âcres. , & qui font en
fanté ; il auroit jugé , que pour que
la guérifon fut affurée , ce malade
auroit dû avoir les battemens du pouls
encore plus lents , & les intervalles
du pouls encore plus longs qu'il ne
les avoit dans fon état de fanté ordinaire ; parce qu'ayant obfervé une
longue diète, & ayant effuyé l'action de
beaucoup de remèdes évacuans , qui
avoient diminué le volume des hu-

meurs & affoibli les forces de la circulation, il devoit en réfulter plus de foibleffe, de petiteffe, & de lenteur dans le pouls, qu'il n'y en a à jeun, dans un individu qui eft en fanté, qui a toutes fes forces & qui eft bien nourri. Donc, le jeune Médecin auroit dû juger, à l'époque de la ceffation des fymptômes de la fluxion de poitrine, que le pouls du malade n'étoit pas comme il auroit dû être; & que n'étant ni plus petit, ni plus foible, ni plus lent, ni plus rare, qu'il ne l'étoit en fanté, c'étoit parce qu'il reftoit des fucs épais & groffiers, qui engorgeoient des petits vaiffeaux, & que ces engorgemens formoient des obftacles à la circulation; & que de ces obftacles réfultoient la vivacité & la fréquence du pouls (§§. 251 & 253); en conféquence, il auroit dû ordonner de continuer les tifanes délayantes, les remèdes évacuans, & la diète ténue, jufqu'à ce que les battemens du pouls fuffent beaucoup moins vifs & moins fréquens que ceux du pouls des individus en fanté, qui ont les humeurs âcres, & même jufqu'à ce que les battemens du pouls fuffent plus lents, plus rares, & plus foibles qu'ils ne le ſont à jeun, dans les individus en ſanté de la même conſtitution que ce malade; & ce n'auroit été qu'à cette époque, qu'il auroit jugé que les ſucs épais, groſſiers & corrompus, ſont évacués ou corrigés; ce n'auroit été qu'à cette époque, qu'il auroit jugé que le malade étoit convaleſcent, & qu'en conſéquence, il auroit ceſſé les remèdes, & permis les alimens ſolides, ſans crainte d'aucune récidive de la maladie.

Le jeune Médecin ayant bien étudié, & bien ſaiſi les qualités du pouls naturel des individus des diverſes conſtitutions; il verra qu'il y a une grande différence entre les qualités du pouls naturel d'un individu de telle conſtitution, & les qualités du pouls naturel d'un individu de telle autre conſtitution. 651

Par exemple, un individu d'un caractère indolent & apathique, & qui a les humeurs épaiſſes (§. 408) en ſanté a le matin, à jeun & en repos, les battemens du pouls lents & les intervalles des battemens, longs.

Un individu très vif, très-actif, & très-ſenſible, & qui a les humeurs âcres (410) en ſanté, a le matin, à jeun

& en repos, les battemens du pouls
vifs , & les intervalles des battemens,
courts ; & dans ces deux individus,
la différence, à l'égard des battemens
du pouls, eſt ſi grande , que lorſque
l'individu apathique a fait des exercices
violens, tels que des courſes conti-
nuées pendant long-tems , ou lorſqu'il
a beaucoup mangé ou bu beaucoup
de liqueurs ſpiritueuſes , les battemens du pouls ſont à peine auſſi vifs,
& auſſi fréquens que les battemens du
pouls de l'individu très-ſenſible, lorſque ce dernier eſt à jeun, tranquille
& en repos ; cette différence eſt ſi
grande, que lors même que l'individu
apathique a un peu de fièvre , il n'a
pas le pouls plus vif & plus fréquent
que le pouls de l'individu très-ſenſible, qui eſt en bonne ſanté & en
repos.

Quoique l'individu de la très-petite
taille , & qui eſt délicat & frêle, vienne
de faire un grand exercice , quoiqu'il ſorte d'un grand repas où il a
beaucoup mangé & beaucoup bu ,
quoiqu'il ſoit dans un violent accès
de colère ; ſon pouls n'eſt , dans aucune de ces circonſtances , auſſi grand
& auſſi fort que le pouls de l'individu

qui eft de la plus grande taille , & qui eft tres-bien proportionné , & qui eft à jeun & en repos.

Quoique, l'individu qui a très-peu d'humeurs, vienne de manger beaucoup plus qu'à fon ordinaire , quoiqu'il foit agité d'une paffion violente , quoiqu'il vienne de faire les exercices les plus forts : dans toutes ces circonftances , fon pouls eft beaucoup moins gros & moins plein que celui de l'individu qui a beaucoup d'huméurs , qui eft à jeun & en repos.

Les individus qui font fujets à des excrétions extraordinaires , erratiques ou périodiques , ont le pouls plus gros , plus plein & plus fréquent, lorfqu'ils approchent du tems où ces excrétions extraordinaires doivent avoir lieu.

Les femmes, aux approches du tems des règles, ont le pouls plus gros, plus fort, plus plein & fouvent plus fréquent que dans d'autres tems.

Les individus qui ont quelques fonctions foibles, éprouvent des changemens dans leur pouls, lorfque fans être malades, ces fonctions foibles fe font moins bien qu'à l'ordinaire.

Les individus de la conftitution

vicieuſe (417) ſont très-ſujets aux variations du pouls ; tantôt le matin à jeun, & en ſanté, ils ont le pouls lent & rare ; tantôt il eſt vif & fréquent ; tantôt il eſt petit & foible ; tantôt il eſt gros & fort.

Le jeune Médecin ne doit jamais perdre de vue les différences qu'il a obſervées dans le pouls naturel des individus de différentes conſtitutions. Ces connoiſſances ſont indiſpenſables & de la plus grande utilité, pour juger dans le commencement & dans le cours des maladies, les degrés de léſion de la circulation, qui ſont toujours d'autant plus grandes dans chaque individu, de quelque conſtitution qu'il ſoit, que les qualités de ſon pouls, tandis qu'il eſt malade, ſont plus différentes des qualités de ſon pouls naturel.

Ces connoiſſances ſont indiſpenſables, pour que le Médecin puiſſe apercevoir les indications & contre-indications (depuis le §. 137 juſqu'au §. 148), & y ſatisfaire).

Ces connoiſſances ſont indiſpenſables au Médecin pour qu'il puiſſe juger le tems où les malades entrent en convaleſcence.

Dans

Dans quelque maladie que ce foit, pour peu qu'elle ait été longue ; foit que le malade n'ait obfervé qu'une diète moyenne, s'il a mangé beaucoup moins qu'à fon ordinaire , s'il s'eft abftenu de mets très-nourriffans , de mets échauffans & de liqueurs fpiritueufes ; foit que le malade ait effuyé des excrétions extraordinaires très-abondantes, foit qu'il ait obfervé la diète ténue , foit qu'il ait été faigné plufieurs fois , foit qu'il ait fait un grand ufage des émétiques purgatifs & autres remèdes évacuans ; dans tous ces cas, la convalefcence ne peut avoir lieu & ne peut être jugée folide, qu'autant que toutes les léfions font entièrement diffipées.

Or, pour que les léfions de la circulation du fang foient entièrement diffipées dans une maladie quelconque, compofée ou compliquée, qui a été longue ; il faut que les battemens du pouls du malade foient moins vifs , moins fréquens , moins gros, moins pleins & moins forts, qu'ils ne le font dans l'état de fon pouls naturel (§. 647).

Tant que le malade prend beaucoup moins d'alimens qu'il n'en prend

dans son état de santé ; tant qu'il observe la diète ténue ; tant que le volume de ses humeurs est diminué, soit
par les saignées, soit par les émétiques, purgatifs & autres remèdes
évacuans ; si son pouls est seulement
aussi vif, aussi fréquent, aussi gros &
aussi fort que dans son état de santé
ordinaire ; c'est parce qu'il reste encore des embarras, & des engorgemens
dans une grande quantité de petits
vaisseaux, qui forment des obstacles
à la circulation ; ou c'est parce qu'il
y a encore un très-grand nombre de
petits vaisseaux qui sont resserrés &
crispés par quelque cause irritante ;
& que ces petits vaisseaux n'admettant
pas les humeurs qu'ils devroient ad-
mettre, forment des obstacles à la
circulation.

Donc, dans toutes les maladies qui
ont été un peu longues ; quoique les
douleurs qui existoient soient entièrement dissipées ; quoique les secrétions & excrétions qui étoient très-
diminuées ou supprimées, ou très-
augmentées, soient rétablies dans leur
état naturel ; quoique la respiration
qui étoit très-lésée, ou par de vives
douleurs dans la poitrine, ou par

l'étouffement, ou par la toux, ou par
des expectorations très - difficiles &
de mauvaife qualité, foit rétablie dans
fon état naturel ; quoique les fonctions
intellectuelles qui étoient en défordre, ou par l'accablement ou par la ftu-
peur, ou par le délire, foient rétablies dans leur état naturel, quoique
les engorgémens & les gênes qui
avoient lieu dans quelques vifcères
du bas-ventre foient entièrement diffipés ; quoique l'appétit & le fommeil
foient rétablis ; quoique l'action mufculaire foit affoiblie, comme elle doit
l'être, après les maladies qui ont exigé
la diète & des remedes évacuans ; fi le
pouls n'eft pas moins vif, moins fréquent, moins fort & moins gros que
dans l'état de fanté ; la circulation eft
encore léfée ; donc, on doit continuer le
régime & les remèdes capables de
diffiper les léfions de la circulation
du fang.

    Ce n'eft que lorfque ces léfions de
la circulation, fi légères qu'elles
foient, font entiérement diffipées,
ainfi que toutes les autres léfions, qui
avoient lieu dans les maladies, qu'on
peut juger que la convalefcence eft
parfaite, & qu'on peut commencer

C 2

à cesser les remèdes & augmenter, peu-
à-peu, la quantité des alimens solides;
& enfin, qu'on peut espérer que lorsque
l'individu aura réparé, par des alimens,
les humeurs qui ont été évacuées pendant la maladie, il jouira d'une santé
pareille à celle dont il jouissoit avant
que les causes de la maladie n'euf-
sent lieu.

L'impatience des malades, la per-
sécution de la part des assistans, déterminent souvent le jeune Médecin
à consentir à ce que les malades cessent les remèdes, & à permettre les
alimens solides avant que le pouls ne
soit plus petit, plus foible, & moins
fréquent qu'il ne l'est en santé. Quelquefois, cette condescendance, de la
part du Médecin, n'est pas préjudiciable au malade, parce que, quelquefois, les malades sont assez vigou-
reux, & leurs organes de la circulation
sont assez forts, pour que, par les
seules ressources de la nature, les
embarras & engorgemens qui restoient
dans beaucoup de petits vaisseaux,
soient dissipés, ou pour que les petits
vaisseaux qui restoient crispés & resserrés, recouvrent leur souplesse, leur
flexibilité & leur méabilité. Mais, le

plus souvent, lorsqu'on ceffe les remedes, & qu'on augmente les alimens avant que les léfions de la circulation foient diffipées; ou l'individu eft très long-tems à recouvrer fon teint, fes forces, fon embonpoint, & fa fanté ordinaire; ou il fait des réchutes, qui font, quelquefois, plus graves que les premières maladies.

Nous avertiffons les jeunes Médecins, que cette condefcendance de leur part, feroit une imprudence, même à l'égard des malades qui leur paroiffent très robuftes & de la meilleur conftitution; & qu'elle peut être très préjudiciable à des individus qui ne font pas robuftes, & à ceux qui ont des vices de conftitution.

Les léfions de la circulation du fang *652* fe manifeftent dans chaque individu, de quelque conftitution qu'il foit, par le défordre ou l'altération de l'une ou de plufieurs des qualités de fon pouls naturel. Il eft néceffaire que nous expliquions en quoi confiftent les altérations du pouls naturel (647), ce que nous ferons dans les articles fuivans.

1°. Le pouls eft altéré lorfque chacun de ses battemens se fait avec plus de célérité & de vivacité que dans l'état du pouls naturel ; alors on le nomme pouls vif.

2°. Le pouls est altéré lorsque chacun de ses battemens se fait avec plus de lenteur que dans l'état du pouls naturel ; alors on le nomme pouls lent ou pouls tardif.

3°. Le pouls est altéré, lorsque chaque battement heurte plus fortement contre les doigts de l'observateur, que dans l'état du pouls naturel ; alors on le nomme pouls fort.

4°. Le pouls est altéré, lorsque chaque battement agit contre les doigts de l'observateur, plus foiblement que dans l'état du pouls naturel ; alors on le nomme pouls foible.

5°. Le pouls est altéré, lorsque l'observateur sent que l'artère est plus grosse que dans l'état du pouls naturel ; alors on le nomme pouls gros ou pouls grand. La grosseur du pouls ne peut-être produite que par deux causes ; la première est une trop grande quantité de sang dans l'artère ; alors le vrai nom, est pouls gros : la seconde est le sang trop raréfié ; alors le vrai nom est pouls

grand. Le tact exercé au pouls, diſtingue ces cauſes. Le pouls gros eſt moins
ſouple que le pouls grand.

6°. Le pouls eſt altéré, lorſque
l'obſervateur ſent que l'artère eſt plus
petite que dans l'état du pouls naturel; alors on le nomme pouls petit.

7°. Le pouls eſt altéré, lorſque
l'obſervateur ſent que l'artère eſt plus
pleine que dans l'état du pouls naturel; alors on le nomme pouls plein.

8°. Le pouls eſt altéré, lorſque
l'obſervateur ſent que l'artère eſt plus
vide que dans l'état du pouls naturel;
alors on le nomme pouls vide.

9°. Le pouls eſt altéré, lorſque
l'obſervateur ſent qu'il faut plus de
force pour approcher la parois de l'artère de ſon centre, qu'il n'en faut
dans l'état du pouls naturel; alors on
le nomme pouls dur. Cette dureté du
pouls peut avoir lieu par deux cauſes;
la première eſt la trop grande plénitude de l'artère qui ſoutient la parois &
l'empêche de fléchir; alors le vrai nom
eſt pouls dur: la ſeconde eſt l'oblitération des vaiſſeaux des parois de l'artère, qui, dans quelques vieillards,
devient cartilagineuſe & preſque oſſeu-
ſe; alors le vrai nom eſt pouls roide.

Le tact exercé au pouls distingue celle de ces deux causes qui produit la dureté du pouls.

10°. Le pouls est altéré, lorsque l'observateur sent que l'artère est plus flexible que dans l'état du pouls naturel ; alors on le nomme pouls mou. La mollesse du pouls est souvent l'effet du pouls vide ; quelquefois, elle est l'effet du relâchement & du défaut d'élasticité des parois de l'artère. Le tact exercé distingue ces deux causes.

11°. Le pouls est altéré, lorsque les intervalles entre les battemens sont plus courts que dans l'état du pouls naturel ; alors on le nomme pouls fréquent ; lorsque la fréquence est extrême, on le nomme pouls serré.

12°. Le pouls est altéré, lorsque les intervalles entre les battemens sont plus longs que dans l'état du pouls naturel ; alors on le nomme pouls rare.

13°. Le pouls est altéré, lorsqu'il y a, de tems en tems, des battemens plus forts ou plus foibles, plus gros ou plus petits, plus vifs ou plus lents que les autres ; alors on le nomme pouls inégal.

14°. Le pouls est altéré, lorsque,

dans un moment, les battemens font très-fréquens; dans un autre moment, ils font peu fréquens, dans un autre moment, ils font rares; & quelquefois dans l'efpace du tems où il pourroit y avoir trois ou quatre battemens, il n'y en a aucun: alors on le nomme pouls irrégulier.

15°. Le pouls eft altéré, lorfque dans le tems de l'intervalle ordinaire de deux battemens, il furvient un battement qui ne devroit pas avoir lieu; alors on le nomme pouls intermittent ou intercadent.

16°. Le plus fouvent, il y a réunion de plufieurs de ces altérations du pouls. Par exemple, fouvent le pouls eft vif & fréquent; fouvent il eft gros, fort, plein, dur, roide & fréquent; fouvent il eft petit, foible, vide, mou & fréquent; fouvent il eft irrégulier & intermittent. Ces diverfes altérations du pouls, font plus ou moins violentes, felon les divers degrés de leurs caufes, dont nous parlerons dans les Sections fuivantes.

17°. Il y a plufieurs autres altérations du pouls qui font décrites & dénommées dans les anciens Auteurs; mais ces dernières altérations font plus curieuses qu'utiles, & plusieurs de ces altérations, telles que le pouls vermiculaire, le pouls formicant, le pouls capricant, le pouls dicrote & le pouls miure, n'ayant guères lieu que dans les agonisans, nous les passons sous silence.

653. La fréquence des battemens est, de toutes les altérations du pouls (652), celle qui est la plus commune.

Lorsque la fréquence des battemens est constante, & qu'elle est jointe à une lésion constante, ou à plusieurs lésions constantes de quelques fonctions principales, elle caractérise la lésion de la circulation du sang que les Médecins nomment fièvre. Ainsi, lorsqu'un jeune Médecin sentira qu'un individu a, constamment, les battemens du pouls plus fréquens qu'ils ne le sont dans l'état de son pouls naturel (647), &, qu'en même tems, cet individu est atteint, constamment, d'une ou de plusieurs lésions de quelques fonctions principales, il pourra assurer que cet individu a la fièvre.

Par exemple, 1°. si un individu a, constamment, quelqu'un des signes des lésions de la digestion (depuis le §. 223, jusqu'au §. 235); & si, en même-tems, il a, conſtamment, le pouls plus fréquent que ne l'eſt ſon pouls naturel, il a la fièvre.

2°. Si un individu a, conſtamment, une ou pluſieurs léſions de la reſpiration : par exemple, ſi, dans le cours du jour ou de la nuit, il touſſe très-fréquemment, ou s'il a de la difficulté à reſpirer ; & ſi, en même-tems, il a le pouls plus fréquent que ne l'eſt ſon pouls naturel, il a la fièvre.

3°. Lorſqu'un individu a, conſtamment, les ſignes de quelqu'une des léſions des ſecrétions : par exemple, s'il eſt atteint de la jauniſſe ou ictère ; s'il rend conſtamment une très-petite quantité d'urine, qui eſt rougeâtre, troublé & épaiſſe ; & ſi, en même-tems, les battemens du pouls ſont, conſtamment, plus fréquens que ceux de ſon pouls naturel, il a la fièvre.

4°. Lorſqu'une ou pluſieurs des excrétions ſont léſées, conſtamment : par exemple, lorſque les ſelles & les urines ſont très-diminuées ou ſupprimées ; & lorſque, en même-tems, les battemens du pouls ſont plus fréquens que ceux du pouls naturel, l'individu a la fièvre.

5°. Lorſqu'un individu éprouve,

conſtamment , quelqu'une des léſions du ſens univerſel : par exemple, s'il a , conſtamment, une douleur ou peſanteur , ou un embarras dans la tête, s'il a une douleur plus ou moins vive dans quelque partie du corps que ce ſoit , ou ſi , ſimplement il reſſent , conſtamment, un mal-aiſe ; & ſi , en même-tems , ſon pouls eſt , conſtamment , plus fréquent que ne l'eſt ſon pouls naturel , il a la fièvre.

6°. Si un individu a , conſtamment, les ſignes de la léſion de la nutrition : par exemple , ſi depuis quelque tems, il s'aperçoit qu'il maigrit & s'affoiblit, & ſi , en même-tems , ſon pouls eſt, conſtamment, plus fréquent que ne l'eſt ſon pouls naturel , il a la fièvre.

7°. Si le ſommeil eſt léſé , à un haut degré : par exemple , ſi, conſtamment , l'individu ne dort point, ou s'il dort extrêmement peu, ou ſi ſon ſommeil eſt très-agité, ou ſi l'individu eſt preſque toujours endormi, ſi, au milieu du jour, on a de la peine à le tenir éveillé ; ſi , en même-tems , ſon pouls eſt , conſtamment, plus fréquent que ne l'eſt ſon pouls naturel , il a la fièvre.

8°. Si le ſens interne eſt , conſtam-

ment, léfé, fi la mémoire, le jugement,
la volonté & le difcours, font devenus
en peu de tems, fort différens de l'é-
tat naturel, comme il arrive dans la
frénéfie; & fi, en même tems, l'individu a, conftamment, le pouls plus
fréquent, que ne l'eft fon pouls naturel, il a la fièvre.

9°. Si l'action mufculaire eft conftamment léfée : par exemple, fi l'individu,
qui mange & boit à peu près à fon ordinaire, fe trouve beaucoup moins fort
qu'à fon ordinaire; fi, quoiqu'il foit en
repos, depuis long-tems, il éprouve,
lorfqu'il veut fe mouvoir, un fentiment de laffitude, comme s'il avoit
beaucoup fatigué; ou s'il a, fréquemment, des mouvemens involontaires;
ou s'il éprouve des contractions ou
des convulfions dans quelqu'un de fes
membres; & fi, en même-tems, les
battemens de fon pouls font plus
fréquens que ceux de fon pouls naturel, il a la fièvre.

10°. S'il y a quelque léfion conftante
de l'habitude du corps, telle qu'une
tumeur, un éryfipèle, la petite vérole, la rougeole, une plaie, une
luxation, une fracture, un ulcère,
une carie; & fi, en même-tems,

l'individu a le pouls plus fréquent que ne l'est son pouls naturel, il a la fièvre.

11°. La fréquence du pouls est, très-souvent, jointe à quelqu'autre des altérations du pouls (§. 652) par exemple, souvent elle est jointe à la vivacité des battemens ; il n'est pas rare que la fréquence des battemens soit réunie à la grosseur, à la plénitude, à la dureté & à la force du pouls ; ou qu'elle soit réunie à la foiblesse, à la petitesse, & même à la vacuité du pouls ; elle a, quelquefois, lieu avec l'inégalité du pouls ; elle existe même, quelquefois, dans des malades, avec la lenteur des battemens & leur rareté, à laquelle elle est opposée, mais c'est dans des momens différens. Par exemple, dans un moment, le malade a le pouls extrêmement fréquent ; le moment suivant, les battemens sont lents, rares, petits & foibles. Si cette alternative est fréquente, elle est un mauvais signe dans les maladies. On observe, quelquefois, ce pouls dans des individus qui n'ont aucune lésion des autres fonctions, & qui vivent long tems avec cette lésion de la circulation. Ce pouls irrégulier, dans des

gens qui n'ont aucune léſion des autres
fonctions, eſt toujours produit par quelqu'un des vices dans le cœur ou dans les
gros vaiſſeaux, dont nous parlerons par
la ſuite.

Soit que la fréquence des battemens
qui eſt conſtante, ſoit réunie à quelqu'une des altérations du pouls (§. 652);
ſoit qu'elle exiſte ſans aucune de ces
autres altérations du pouls, elle eſt,
lorſqu'elle eſt jointe à la léſion d'une ou
de pluſieurs fonctions, le ſigne caracté-
riſtique de la fièvre; ainſi le jeune Médecin doit employer toute l'attention
dont il eſt capable, pour diſtinguer le
plus ou le moins de fréquence.

La fièvre eſt plus ou moins violente, lorſque les battemens du pouls
ſont plus ou moins fréquens. La fièvre
eſt extrêmement violente, lorſque les
battemens ſont ce qu'on nomme très-
ſerrés (§. 652, art. 11). Lorſque le pouls
eſt très-ſerré, la maladie eſt des plus
graves; le Médecin doit ſe hâter d'adminiſtrer les ſecours les plus efficaces.

Les diverſes léſions de la circulation, & par conſéquent, les diverſes altérations du pouls, qui en ſont
les effets & les ſignes, ſont relativement à leurs diverſes cauſes, ou paſſa-

gères, & durent peu de tems, ou
elles sont constantes, & durent plus
ou moins de tems. Nous assignerons,
dans les Sections suivantes, les causes qui produisent les lésions passagères , & celles qui produisent les
lésions constantes & durables de la
circulation.

SECTION I.

*Des causes des Lésions passagères de la
circulation du sang.*

6,4 LES causes des lésions passagères de
la circulation du sang, sont les abus, les
excès, & les mauvaises qualités des
six choses non-naturelles ; ou des impressions des causes externes , peu
violentes & peu durables , ou des
lésions passagères des fonctions principales. Lorsque les unes & les autres de ces causes passagères , n'agis-
sent que pendant un court espace de
tems ; elles ne produisent , dans les
qualités du pouls naturel , que des
altérations qui sont passagères , & se
dissipent , par le mécanisme des organes de la circulation , qui la réta-

blit dans fon ordre naturel , peu
de tems après que les caufes qui la
troubloient, ont ceffé d'agir.

Nous ferons, dans les articles fuivans, la defcription des principales
caufes des léfions paffagères de la
circulation.

1°. L'air trop chaud raréfie les humeurs qui rempliffent trop les gros
vaiffeaux, & engorgent les petits. La
plénitude des gros vaiffeaux & l'engorgement des petits, forment des
obftacles à la circulation, & oppofent
une réfiftance aux forces & au mouvement du cœur & des gros inteftins; les
organes de la circulation, irrités par
cette réfiftance, augmentent & accélèrent leur action; & en conféquence,
les battemens du pouls deviennent
plus vifs, plus fréquens, & plus gros
que dans l'état du pouls naturel.

2°. L'air trop froid condenfe les
liqueurs, refferre les vaiffeaux, effets
qui font plus fenfibles dans les petits
vaiffeaux, qui, par cette raifon, s'engorgent, & de cet engorgement,
naiffent des réfiftances à l'action du
cœur & des groffes artères; & de ces
réfiftances, s'enfuivent l'augmentation
& l'accélération des mouvemens du

cœur & des grosses artères ; d'où s'ensuivent des battemens du pouls, plus
vifs & plus fréquens, mais plus
petits que ceux du pouls naturel.

3°. La trop grande quantité d'a-
limens & de boissons, remplit trop
l'estomac, gêne les viscères du bas-
ventre, pousse le diaphragme dans la
poitrine, diminue l'action de la respiration ; ce qui produit d'abord dans
les viscères du bas-ventre, & dans le
poumon, des résistances à la circulation ; ensuite la trop grande quantité
de chyle, qui, dans ce cas-là, est mal
travaillé, & qui passe dans le sang, cir-
culant avec peine dans les petits
vaisseaux, oppose une nouvelle résis-
tance aux forces de la circulation :
de tout cela, s'ensuivent la fréquence,
la vivacité, la grosseur, la force, la
plénitude, & souvent des inégalités,
& des irrégularités du pouls.

4°. Les excès de liqueurs spiritueuses produisent, par la raréfaction des
humeurs, des lésions de la circulation,
pareilles à celles qui sont causées par
l'air trop chaud.

5°. Le défaut d'alimens & de boissons, cause la lenteur, la rareté, la
foiblesse & la petitesse du pouls.

6°. Les violens exercices, les travaux du corps excessifs, produisent, par la raréfaction des humeurs, les mêmes altérations du pouls, que l'air trop chaud.

7°. La colère, les excès de Vénus, produisent la raréfaction des humeurs, & causent dans le pouls naturel, des altérations pareilles à celles que cause l'air trop chaud. Dans quelques individus qui ont le genre nerveux, irritable, ces passions violentes causent des mouvemens convulsifs ou des spasmes. Lorsque les mouvemens convulsifs ont lieu dans le cœur, les contractions & dilatations de cet organe, perdent leur régularité ordinaire, & il y a des palpitations du cœur ; alors le pouls est inégal & irrégulier. Si ces mouvemens convulsifs sont très-violens & très-précipités, les dilatations du cœur sont très-diminuées, le cœur ne reçoit que peu de sang, & par conséquent n'en repousse que très-peu, & en conséquence le pouls est petit & foible. Quelquefois, ces mouvemens convulsifs, sont suivis de la convulsion du cœur ; alors la circulation est suspendue, le pouls n'est plus sensible ; si la convulsion du cœur dure quelque tems, elle est mortelle.

Les causes (art. 1, 4, 6 & 7), ci-dessus, causent la pléthore fausse (§. 347), qui, lorsqu'elle est à un haut dégré, donne lieu à des accidens funestes & très-subits (§. 350).

8°. Dans une violente terreur, tous les vaisseaux se resserrent, la plupart des petits vaisseaux s'engorgent, d'où naissent de grandes résistances à l'action du cœur & des grosses arteres, que ces principaux organes de la circulation ne peuvent presque pas surmonter; d'où résultent la petitesse, la fréquence & la vivacité du pouls. Cette passion cause aussi, quelquefois, des mouvemens convulsifs & des spasmes pareils à ceux (art. 7).

9°. Les lésions passagères de la digestion, telles qu'une indigestion, causent dans le pouls, des altérations pareilles à celles qui sont causées par les excès d'alimens (art. 5).

10°. Des lésions passagères de la respiration, telles que le rire immodéré & la toux causée par de petites parcelles d'alimens, ou quelques gouttes de boissons qui sont entrées dans la glotte, produisent diverses altérations du pouls, ainsi que nous l'expliquerons Classe Xe.

11°. Les lésions passagères du sens universel, d'où résultent de vives douleurs ou des spasmes, causent des battemens du pouls plus vifs, plus fréquens, quelquefois plus gros, quelquefois plus petits que ceux du pouls naturel.

12°. Les médicamens qui causent une grande irritation des solides, tels que les caustiques & les purgatifs violens, excitent l'augmentation de l'action des nerfs. De-là, les mouvemens du cœur & des grosses artères sont plus vifs & plus fréquens ; d'où s'ensuit que le pouls devient plus vif & plus fréquent que dans son état naturel.

Les cordiaux & les sudorifiques, en causant la raréfaction des humeurs, en augmentant leur action sur les vaisseaux, & la réaction des vaisseaux, & en précipitant les mouvemens des unes & des autres, donnent lieu à ce que le pouls est plus vif, plus fréquent, plus gros & plus fort que dans son état naturel. Autant les médicamens énergiques, qui augmentent les forces de la circulation, sont utiles lorsqu'ils sont administrés par des Médecins éclairés, qui ont bien saisi l'indication, autant ils sont nuisibles lorsqu'ils sont entre les mains des empiriques, qui les employant lorsqu'ils sont contre-indiqués, donnent lieu à l'augmentation des lésions de la circulation, qui, souvent, deviennent funestes.

13º. Les causes externes (§. 25) qui font des impressions peu durables, ne produisent que des lésions passagères de la circulation. Par exemple, si on peut réduire promptement une luxation qui causoit de violens tiraillemens des ligamens & des aponévroses; si on peut réduire promptement une fracture dans laquelle les extrémités des os rompus, offensoient des membranes, des tendons & des troncs de nerfs; la vivacité & la fréquence du pouls qui ont d'abord succédé à ces accidens, diminueront peu à peu; & peu de tems après ces réductions, le pouls reviendra à son état naturel.

Si des exhalaisons méphitiques, telles que la vapeur du charbon, la vapeur du vin qui fermente, n'ont fait qu'une impression momentanée; & si on peut retirer, promptement, les individus du lieu où ils essuyoient cette impreffion ; le pouls qui, d'abord, étoit devenu très-petit, très-foible & même infenfible, reviendra, dans peu de tems, à fon état naturel ; fur tout, fi on adminiftre promptement les remèdes appropriés à ces accidens, & qui font prefcrits dans la Claffe XX.ᵉ Si on ne peut pas fecourir promptement des individus qui font expofés à ces exhalaifons méphitiques, cette caufe devient mortelle, dans peu d'inf-tans.

14°. Lorfqu'une ou plufieurs des caufes ci-deffus n'agiffent que pendant peu de tems, elles ne caufent dans la circulation que des léfions paffagères plus ou moins violentes, qui ceffent par le mécanifme & par l'élafticité des organes de la circulation, qui la rétabliffent dans l'ordre naturel, peu de tems, après que ces caufes ont ceffé d'agir.

15°. Si les caufes ci-deffus agiffent pendant long-tems, elles altèrent les qualités des humeurs & le ton des vaiffeaux, & donnent lieu aux léfions conftantes de la circulation, dont nous ferons la defcription dans la fection fuivante.

SECTION II.

*Des cauſes des léſions conſtantes ou dura-
bles de la circulation du ſang.*

655 LES cauſes des léſions conſtantes ou
durables de la circulation du ſang,
ſont, 1° des vices des organes qui
ſont conſtans ou qui durent long-
tems ; 2° ou des vices des humeurs
qui ſont conſtans & qui durent long-
tems ; 3° ou des léſions de fonctions
principales qui durent long - tems ;
4° ou des léſions de l'habitude du
corps, qui ſont à un haut degré ; 5° ou
des excrétions qui ſont ſupprimées ou
qui deviennent exceſſives ; 6° ou des
impreſſions de cauſes externes qui ſont
violentes & qui durent long - tems ;
7° ou les cauſes des léſions paſſagères
de la circulation, ſavoir, les abus &
les excès, & les mauvaiſes qualités des
ſix choſes non-naturelles, lorſque ces
cauſes ſont à un haut degré & qu'elles
durent long-tems. Par l'explication que
nous avons donnée (§ 654), de l'action
de ces dernières cauſes, il eſt facile de juger que ſi elles continuent pendant long-
tems,

tems, à un haut degré, elles deviennent par leur durée & par leur grande
intenfité, caufes de léfions conftantes
de la circulation du fang.

Il nous refte à donner quelques explications fur l'action des fix premières
efpèces de caufes ci-deffus ; ce que
nous allons faire dans les paragraphes
fuivans.

Les vices confidérables, foit des
principaux organes de la circulation,
foit des vifcères quelconques, foit
des autres organes, caufent diverfes
léfions de la circulation du fang ; d'où
réfultent diverfes altérations conftantes des qualités du pouls naturel, dont
les principales font décrites dans les
articles fuivans.

1°. L'ouverture des cadavres a appris que, parmi les gens qui avoient
eu conftamment, pendant les dernières
années de leur vie, le pouls inégal,
irrégulier & intermittent ; les uns
avoient un polype dans le ventricule
gauche, les autres dans le ventricule
droit, d'autres avoient un polype
dans l'aorte, d'autres en avoient un
dans l'artère pulmonaire, d'autres
avoient l'aorte offifiée, dans une partie de fon trajet dans la poitrine.

Tome IX.   D

L'ouverture des cadavres a aussi appris, que de gros anévrismes de l'aorte & de grosses varices de la veine-cave, avoient produit des irrégularités constantes du pouls.

Ces vices, dans les organes de la circulation, qui la tiennent perpétuellement en désordre, & qui rendent le pouls perpétuellement irrégulier, n'empêchent pas, lorsqu'ils ne sont pas extrêmes, que beaucoup de gens ne vivent fort long-tems après qu'ils en sont atteints.

Il n'y a point de signes certains pour connoître & distinguer les vices des principaux organes de la circulation ; mais on a lieu de juger qu'un individu qui est en santé & qui a constamment le pouls irrégulier, est atteint de l'un ou l'autre des vices ci-dessus, attendu que l'observation & l'ouverture des cadavres ont appris qu'il n'y a que l'un ou plusieurs de ces vices qui soient capables de causer, pendant tout le reste de la vie, l'irrégularité du pouls dans des individus, qui, à cette altération du pouls près, jouissent d'une bonne santé. L'aorte dans son trajet dans la poitrine & dans le bas-ventre, le tronc de l'artère pulmonaire, le tronc de la veine-cave, & celui de l'artère pulmonaire ne font guères fujets qu'aux vices ci-deffus.

Les plaies ou autres accidens qui donnent lieu à la folution de continuité dans le cœur ou dans les gros vaiffeaux, font mortels en peu de tems.

Nous parlerons dans la Section fuivante, des léfions des autres fonctions, que les vices des organes de la circulation entraînent, lorfqu'ils font extrêmes.

2°. Le déchirement, la diftenfion, le tiraillement des membranes, des aponévrofes, la piquûre des tendons & des aponévrofes, caufent des douleurs fi vives, que tous les nerfs étant irrités, & ceux-ci augmentant leur action, qui fe manifefte particuliérement fur les organes de la circulation, il s'enfuit que les contractions & dilatations alternatives des ventricules du cœur & des groffes artères, fe font avec plus de célérité, de fréquence & de force; en conféquence, le pouls eft plus vif, plus fréquent & plus fort que dans fon état naturel, & la fièvre a lieu.

3°. Lorfqu'on ne peut pas remédier

D 2

aux vices des organes (art. 2), fuccède l'inflammation qui caufe de nouvelles douleurs très-vives, augmente l'action des nerfs, &, en conféquence, la célérité & la fréquence des mouvemens du cœur; en conféquence, le pouls devient encore plus vif, plus fréquent, très-ferré, & la fièvre eft violente.

Si par le moyen des remèdes, on n'a pu opérer la réfolution de l'inflammation, & fi elle fe termine par la fuppuration; dès cette époque les douleurs diminuent, l'action du cœur & des artères eft moins vive; le pouls eft moins vif & moins fréquent. Si le pus eft contenu dans une poche ou kifte, & s'il ne peut point avoir de communication avec les voies de la circulation, ou s'il peut être expulfé du corps, foit par une iffue qu'il fe forme lui-même, foit par une iffue pratiquée par incifion les mouvemens du cœur & des artères fe rétabliffent dans l'ordre naturel, & le pouls revient à fon état naturel. Si le pus ne peut avoir d'iffue au dehors, fi, peu à peu, il eft porté par les vaiffeaux abforbans, dans les veines, & de-là, dans le cœur & les artères;

il fera entraîné par la circulation, dans les petits vaiffeaux lymphatiques, où il caufera de l'irritation, des embarras, des engorgemens ; de-là réfulteront des réfiftances à l'action du cœur & des artères, d'où s'enfuivront la vivacité & la fréquence de leurs contractions & dilatations ; en conféquence, le pouls fera vif & fréquent, & une efpèce de fièvre lente fymptomatique aura lieu.

4°. Si l'inflammation étoit au plus haut degré ; on n'a pu la réfoudre, & elle n'a pu fe terminer par la fuppuration ; dans ce cas, la gangrène fuccède : dès-lors, les forces de la circulation, qui ont été épuifées par la violente action de fes organes, commencent à languir, le pouls eft bientôt moins vif & moins fréquent, il ne tarde pas à devenir petit, foible, & enfin infenfible.

5°. Si l'inflammation n'étoit pas à un haut degré ; fi, cependant, on n'a pas pu en opérer la réfolution ; & fi elle ne s'eft terminée, ni par la fuppuration, ni par la gangrène ; il eft indifpenfable qu'elle ne fe termine par l'induration : dès cette époque, les douleurs ceffent, l'action des nerfs diminue, les mouvemens du cœur & des artères reprennent, peu-à-peu, leur ordre ordinaire, & le pouls devient naturel, ou du moins, son altération n'est pas sensible.

Les engorgemens, qui ne sont que lymphatiques, les obstructions, & même les squirres, quelque considérables qu'ils soient, ne produisent pas toujours des altérations sensibles, dans les qualités du pouls ; cependant, ils forment un grand obstacle à la circulation, sur-tout lorsqu'ils occupent un grand espace.

Les raisons pour lesquelles ces grands obstacles à la circulation ne produisent pas toujours, dès leur commencement, des altérations sensibles dans le pouls, font que, souvent, les troncs des artères, qui fournissoient des rameaux pour les organes obstrués, ne pouvant plus transmettre le sang dans les organes obstrués & squirreux, se dilatent dans leurs autres rameaux, qui portent dans d'autres organes voisins, & qui sont libres, la portion du sang qui étoit destinée pour les organes obstrués. Mais, par la suite, les obstructions acquièrent de l'accroissement, & s'étendant dans les organes

voiſins , il arrive que les rameaux arté-
riels , qui ont été dilatés , & qui ne
peuvent plus tranſmettre le ſang dans
les organes voiſins , nouvellement
obſtrués, ou ſe rompent dans pluſieurs
de leurs ramifications conſidérables ,
& donnnent lieu à une grande extravaſation de ſang & à la gangrène , ſi
ce ſang extravaſé ne peut avoir d'iſſue ;
ou ces nouveaux obſtacles ſeront cauſe
qu'une portion de la partie rouge du
ſang ſera introduite dans des vaiſſeaux
lymphatiques , & les déchirera ; d'où il
réſultera une inflammation & une ſuppuration ; ou ces nouveaux obſtacles
à la circulation , ſeront cauſe que
pluſieurs vaiſſeaux lymphatiques ſe
rompront & cauſeront une extravaſation de lymphe & de ſéroſités , ce
qui donnera lieu à l'hydropiſie. Ainſi ,
quoique les obſtacles à la circulation ,
qui ſont formés par des obſtructions
& par des ſquirres , ne cauſent pas
toujours , dès leurs commencemens,
des altérations ſenſibles dans les qualités du pouls ; on voit que , par la
ſuite , ces vices d'organes , entraînent
de grands maux , qui cauſent, d'abord
la fréquence & la vivacité du pou's,
& enſuite la foibleſſe , la petiteſſe ,

D 4

l'inégalité, l'irrégularité, & enfin l'inſenſibilité & l'extinction du pouls.

6°. Si des cauſes externes, ont coupé ou déchiré des gros vaiſſeaux; il s'enſuit de violentes hémorragies, qui cauſent la foibleſſe, la petiteſſe, la lenteur & la rareté du pouls, qui durent juſqu'à ce que l'hémorragie ayant été arrêtée, on ait pu remplacer par un bon régime, & par des alimens de bonne qualité, le ſang qui a été évacué par l'hémorragie.

7°. Si des cauſes externes ont produit des piqûûres aux gros troncs des nerfs, aux tendons, aux aponévroſes; ou des déchiremens, ou de violentes diſtenſions de ces organes; il s'enſuit les accidens & les altérations du pouls (art. 2, 3 & 4).

8°. Si des cauſes externes ont produit des plaies & de violentes contuſions, telles que celles qui ſont produites par des armes à feu; les vaiſſeaux briſés & déchirés, & les humeurs extravaſées dans la partie contuſe, n'ayant plus d'action & de réaction réciproques, ſe corrompent & deviennent, pour ainſi dire, un corps étranger qui comprime les vaiſſeaux voiſins, &, par conſéquent, forme un obſtacle à la circulation : cet obſtacle excite d'abord les forces du cœur & des groſſes artères dont les dilatations & contractions alternatives, étant augmentées & précipitées, donnent lieu à l'accélération de la circulation, & par conſéquent, à la vivacité, & à la fréquence du pouls. Mais le ſang arrivant avec plus de promptitude dans la partie contuſe, une portion de ce ſang, qui eſt pouſſé dans les vaiſſeaux qui ont été déchirés, s'extravaſe dans la partie contuſe, augmente la tumeur qui comprime davantage les vaiſſeaux entiers : les vaiſſeaux ſanguins entiers, comprimés, pouſſent le ſang dans les vaiſſeaux lymphatiques voiſins, où il s'arrête. Par les nouveaux obſtacles, & par l'inflammation, les forces du cœur & des groſſes artères, ſont excitées encore plus violemment ; la circulation eſt violemment précipitée, le pouls devient extrêmement fréquent & ſerré ; mais les obſtacles augmentant continuellement dans la partie contuſe qui ſe corrompt & ſe gangrène, & dans les parties voiſines, dont tous les vaiſſeaux lymphatiques, ſont engorgés & obſtrués par la partie

D 5

rouge du sang ; les forces du cœur s'épuisent, la circulation s'affoiblit, & se rallentit ; le pouls devient très-petit, très-foible, inégal, irrégulier, & la circulation va cesser totalement, si, par des scarifications à la partie contuse, on n'évacue pas les humeurs extravasées, & les lambeaux de vaisseaux qui se corrompent ; ou si par l'amputation de la partie gangrenée, on n'enlève cette masse privée de l'action de la vie, & qui corrompt les parties saines.

9°. Les venins, tels que celui de la vipère, déterminent, dans peu de minutes, un engorgement dans les parties voisines de la plaie. Cet engorgement s'étend bientôt, de proche en proche, jusqu'à des parties fort éloignées. Cet engorgement, très-étendu, formant de très-grands obstacles à la circulation, les forces du cœur & des grosses artères, ne tardant pas à s'épuiser, elles n'ont plus que des mouvemens fort foibles ; en conséquence, le pouls est très-petit, très-foible & irrégulier, jusqu'à ce que, par des scarifications, on ait évacué une partie des humeurs qui causoient l'engorgement & le commencement de gangrène ; & que, par des alkalis volatils, adminiſtrés intérieurement & extérieurement, on ait détruit l'effet du venin, ce qui s'opère promptement, lorſque les ſecours ſont adminiſtrés à tems.

10°. Les poiſons âcres & corroſifs, par leur violente action ſur les vaiſſeaux, qu'ils corrodent & déchirent, & par les douleurs énormes qu'ils cauſent, excitent violemment l'action des nerfs, & celle de tous les vaiſſeaux, & par conſéquent, la circulation eſt très-accélérée ; le pouls eſt extrêmement fréquent & ſerré ; d'où s'enſuivent de violentes inflammations, & la gangrène, ſi on ne peut parvenir à évacuer le poiſon, ou à dompter ſon action par des ſpécifiques, qui réuſſiſſent ſouvent aſſez promptement, lorſqu'ils ſont adminiſtrés à tems.

Les traitemens des accidens, produits par les venins & par les poiſons, ſont preſcrits dans la Claſſe XXII.

Tous les vices des humeurs durent un certain tems, qui eſt plus ou moins long, ſelon leur diverſe nature, & leurs divers degrés d'intenſité.

Pluſieurs de ces vices ſont héréditaires, & inguériſſables par leur nature ; & par conséquent , durent toute la vie, avec plus ou moins de violence , selon qu'on travaille plus ou moins efficacement à les pallier continuellement. D'autres de ces vices , sans être héréditaires, paroissent naturels à beaucoup d'individus , en ce que , dès la tendre enfance, ils se sont manifestés constamment dans les âges suivans ; soit qu'ils aient été communiqués par le lait de la nourrice , soit qu'ils se soient formés dans le très-bas âge , par des alimens mal-sains , ou par des abus des six choses non-naturelles , soit qu'ils soient l'effet d'une mauvaise disposition , naturelle à ces individus , sont ordinairement très-difficiles à détruire, & le plus souvent, ils sont inguérissables.

D'autres de ces vices des humeurs qui ont été contractés par des abus & des excès, sont, le plus souvent, susceptibles de guérison, & durent plus ou moins de tems, selon que les abus & les excès sont plus ou moins anciens , plus ou moins violens,& selon que les individus s'assujettissent plutôt ou plus tard aux remèdes capables d'évacuer ou de corriger les humeurs vicieuses.

Soit que les vices des humeurs

foient héréditaires, foit qu'ils foient naturels, foit qu'ils aient été contrac- tés ; lorfqu'ils ont un certain degré d'intenfité, ils caufent des léfions de la circulation, qui font conftantes, & qui durent, plus ou moins de tems ; & jufqu'à ce qu'on ait pu y remédier, par les fecours de l'art, ou jufqu'à ce que la nature y ait remédié, par des crifes falutaires, ce qui arrive quelquefois.

Nous allons donner dans les §§. fuivans, quelques explications, rela- tivement aux léfions de la circula- tion, qui font produites par les vices des humeurs héréditaires, par les vices des humeurs qui paroiffent na- turels, & par ceux qui ont été contractés.

Les vices des humeurs, qui font héréditaires, font ceux qui font pro- duits par des virus héréditaires. Les vices les plus communs des humeurs, produits par des virus héréditaires, font ceux qui font caufés par les vi- rus erratiques (§§. 411, 412, 413 & 414).

Les vices héréditaires des humeurs, produits par le virus vénérien, par le virus fcrophuleux, par le virus cancéreux , & par le scorbutique , font moins communs en France , cependant , ils n'y font pas rares.

Ces divers vices héréditaires des humeurs produifent diverfes léfions de la circulation du fang , fuivant les diverfes manières dont agiffent les virus.

1°. Lorfque les virus erratiques exercent leur action à l'habitude du corps ; par exemple , lorfqu'un individu a une attaque de goutte aux pieds, ou lorfqu'il a une éruption dartreufe au vifage , ou au bras , ou dans d'autres parties du corps , ou lorfqu'il a un rhumatifme au bras , ou à la jambe , ordinairement fon pouls eft dans l'état naturel , fi cet individu n'a aucune autre caufe de maladie que l'un de ces virus. Mais, il arrive fouvent, qu'avant que l'un ou l'autre de ces virus fe porte à l'habitude du corps , l'individu éprouve une grande agitation & des douleurs , foit dans la tête , foit dans la poitrine , foit dans le bas-ventre , des difficultés de refpirer, &c; alors fon pouls devient plus gros , plus fort, plus vif & plus fréquent que dans l'état naturel. On ne peut attribuer ces altérations du pouls qu'à l'acri-

monie de ces virus, qui irrite les organes intérieurs, attendu que dès que
ces virus viennent à fe dépofer à l'habitude du corps ; ordinairement, ces léfions de la circulation ceffent.

Si ces humeurs vicieufes qui font
de l'effence de ces virus, ne fe portent
pas à l'habitude du corps, & fi elles
fe fixent dans les organes fecrétoires
& dans les vaiffeaux lymphatiques ;
elles communiquent leur acrimonie
aux humeurs des fecrétions, les rendent impropres à leurs fonctions ; elles
communiquent leur acrimonie à la
lymphe nourricière, en détruifent le
mucilage, & la rendent incapable de
fervir à la reftauration des humeurs
& à la réparation des vaiffeaux ; elles
irritent les vaiffeaux, caufent des crif-
pations & refferremens dans les petits vaiffeaux lymphatiques, d'où réfultent des obftacles à la circulation
qui font permanens. Delà, s'enfuit une
efpèce de fièvre lente effentielle (278)
ou une autre des maladies (375) telle qu'une inflammation de la quatrième efpèce (284), des fuppurations
internes, une fièvre lente fymptomatique, & les diverfes altérations du
pouls qui accompagnent ces maladies.

2°. Le virus vénérien qui a été contracté depuis peu de tems, ne produit pas une altération très-sensible dans la masse des humeurs, sur-tout lorsque son action se borne aux parties de la génération, & qu'il n'en résulte qu'une gonorrhée peu violente, des poireaux ou des chancres peu considérables ; mais lorsque la gonorrhée est très-violente, lorsqu'il y a des bubons dont l'inflammation a beaucoup d'étendue, la vivacité & la fréquence du pouls se joignent à ces symptômes vénériens.

Lorsque le virus vénérien est héréditaire, toutes les humeurs étant infectées des principes de ce virus, elles causent des irritations dans divers organes, des engorgemens, des suppurations, & les diverses altérations du pouls qui accompagnent ces désordres.

3°. Le virus scrophuleux héréditaire ne cause pas des altérations sensibles dans la circulation, tant que les humeurs vicieuses ne causent que l'engorgement de peu de glandes ; mais dès que les humeurs, qui croupissent dans les glandes y causent de la suppuration, si le pus ne peut pas être totalement évacué, & s'il reflue dans le fang, il s'enfuit une fièvre lente fymptomatique.

4°. Dans les commencemens qu'une tumeur cancéreufe eft ulcérée à l'habitude du corps, elle ne produit ordinairement aucune altération très-fenfible dans le pouls; mais, à la longue, les humeurs vicieufes de ce virus, altérent la maffe des humeurs, infectent les fecrétions, détruifent la lymphe nourricière; de tout cela, réfultent la fièvre lente & le marafme. Dès le commencement qu'une tumeur cancéreufe eft ulcérée dans l'intérieur, il s'enfuit une fièvre lente fymptomatique.

5°. Le fcorbut, dans le commencement de fon action, diminue la vivacité & la fréquence du pouls naturel; la lenteur, la rareté, la foibleffe & la petiteffe du pouls, augmentent à mefure que les humeurs vicieufes du fcorbut, caufent des hémorragies & des ulcères externes : ce n'eft que lorfque les humeurs vicieufes fcorbutiques donnent lieu à des ulcères internes, que la fièvre fe déclare. Le pouls d'un fcorbutique n'eft jamais très-fréquent, & il eft toujours petit & foible, & fouvent vide.

6°. La petite vérole caufe ordinairement la fièvre dans l'appareil de l'éruption ; quelquefois la fièvre cessé après l'éruption & ne recommence que dans le tems de la suppuration. Dans plusieurs espèces de petites véroles, la fièvre a lieu pendant les quatre périodes de cette maladie. Si les principes de ce virus ne se déposent pas continuellement à la peau, soit dans la période de l'éruption, soit dans celle de la suppuration, soit dans le tems de l'exsiccation, & si ces humeurs vicieuses se déposent dans des viscères ; elles causent alors, tantôt une extrême fréquence du pouls, tantôt les inégalités & les irrégularités du pouls qui accompagnent les lésions très-graves, produites par la métastase de l'humeur variolique. Il n'est pas rare que l'humeur variolique ne s'étant pas entièrement déposée à la peau dans le cours des quatre périodes de la petite vérole ; mais s'étant portée en partie dans l'intérieur, ne donne lieu à quelque espèce de fièvre lente symptomatique.

7°. La rougeole cause ordinairement la fièvre dans le tems de son éruption ; quelquefois, la fièvre cesse totalement après l'éruption. Lorsque les humeurs vicieuses qui produisent la rougeole, ne fe dépofent pas totalement à la peau, elles caufent dans l'intérieur, des engorgemens, des inflammations qui donnent lieu à la fièvre & à d'autres léfions de la circulation.

8°. Lorfque la gale produit des puftules à l'habitude du corps & des démangeaifons, elle ne caufe aucune altération dans le pouls ; mais lorfque les principes de ce virus fe dépofent dans l'intérieur, ils caufent la fièvre & d'autres léfions de la circulation qui font jointes à celles des maladies (375), qui réfultent de la métaftafe de la gale.

Nous entrerons dans de plus grands détails à l'égard de l'action des virus, foit à l'extérieur, foit dans l'intérieur. Claffe XXIII.

Les vices des humeurs qui paroiffent naturels dans beaucoup d'individus, en qui on les obferve dès leurs tendre enfance, font la trop petite quantité d'humeurs (406), les humeurs épaiffes (408), les humeurs furabondantes en férofités (409), les humeurs âcres (410). Lorfque chacun de ces vices des humeurs eft à un haut degré, il produit des léfions de la circulation. Par exemple, 1°. La trop

petite quantité des humeurs ne rem-
plissant pas & ne dilatant pas assez les
vaisseaux, pour en exciter toute l'élasticité, la réaction de ceux-ci est foible;
en conséquence, la circulation se fait
foiblement & lentement, & le pouls
est lent, foible, petit & vide.

2°. Les humeurs épaisses, à un haut
degré, ne pouvant circuler que difficilement, s'arrêtent en grande partie
dans les petits vaisseaux lymphatiques,
& forment des obstacles à la circulation,
d'où résultent par le mécanisme (251
& 253) la fréquence du pouls & d'autres lésions de la circulation.

3°. La surabondance des sérosités à
un haut degré, en relâchant les vaisseaux, en diminuant leur force, donne d'abord lieu à ce que le pouls soit
plus lent, plus rare & plus mou que
le pouls naturel; ensuite, à ce que par
les causes décrites (313), il soit plus
vif & plus fréquent, &, par conséquent,
à ce que la fièvre ait lieu.

4°. L'âcreté des humeurs portée à
un haut degré, irrite les fibres & les
vaisseaux, cause la crispation & le res-
serrement d'un grand nombre de petits vaisseaux, produit des obstacles à
la circulation, excite l'action des nerfs,

excite les forces du cœur & des artères, en précipite les mouvemens, & .
par ce concours, cauſe diverſes léſions
de la circulation, & le plus ſouvent la
vivacité & la fréquence du pouls, qui
ſont toujours très-violentes, lorſque
l'acrimonie des humeurs eſt au plus
haut degré.

Les divers excès, les divers abus 660
des ſix choſes non-naturelles, cauſent
divers vices des humeurs : 1°. Les abus
& les excès (179), cauſent le trop
peu d'humeurs.

2°. Les abus & les excès (§. 181 &
248) cauſent l'épaiſſiſſement des ſucs.

3°. Les abus & les excès (185)
donnent lieu à la ſurabondance des
ſéroſités.

4°. Les abus & les excès (188 &
240) produiſent l'âcreté des humeurs.

5°. Lorſque l'un ou l'autre de ces
quatre vices des humeurs, contractés
par des excès ou par des abus, eſt à un
haut degré, il produit des léſions de
la circulation, pareilles à celles qui
ſont cauſées par le vice pareil des humeurs qui eſt naturel (§. 659) & qui eſt
auſſi à un haut degré.

6°. Les excès d'alimens très-ſuccu-
lens, les excès de boiſſons alimenteu-

fes, tels que les vins de médiocre qualité, qui font bien mûrs & peu fpiritueux, dans des gens qui ménent une
vie fédentaire & oifeufe, qui font livrés à l'incurie, & qui font d'excellente conftitution, caufent d'abord le
trop d'humeurs (§. 407). Enfuite ils
caufent l'exceffive quantité d'humeurs
qui conftitue la pléthore (§.273). Cette
exceffive quantité d'humeurs remplif-
fant trop les vaiffeaux, fait que le
pouls eft gros, plein & dur ; l'extrême
plénitude des vaiffeaux, donne lieu à
l'engorgement d'un très-grand nombre
de petits vaiffeaux, ce qui forme un
très-grand obftacle à la circulation ;
tant que cet obftacle eft fi grand qu'il
ne peut pas être entièrement furmonté
par les forces du cœur & des groffes
artères, le pouls eft lent, rare, gros,
plein & dur. Si cet obftacle n'eft pas
à un très-haut degré, les forces du
cœur & des groffes artères, qui font
excitées par la réfiftance, augmentent ;
dès lors, les contractions & les dilatations alternatives de ces organes fe
font avec plus de vigueur, plus de
promptitude, & plus de fréquence ;
de-là, le pouls eft fort vif, fréquent,
gros, plein & dur. Si on n'adminiftre

pas promptement les remèdes néceffaires contre cette extrême plénitude
des vaiffeaux, & contre l'augmentation de l'action des forces du cœur &
des groffes artères : fi de ces défor-
dres, il n'en réfulte pas des ruptures
de vaiffeaux , & en conféquence, des
hémorragies & des extravafations ; il fe
forme des inflammations, qui augmentent violemment la fièvre, & qui font
fuivies de la fuppuration, qui eft accompagnée de la fièvre lente fymptô-
matique ; ou l'inflammation fe termine
par la gangrène ; d'où s'enfuivent, les
inégalités, les irrégularités du pouls ;
enfin, fon extrême petiteffe, & fon
extrême foibleffe, & inévitablement
la mort, fi la gangrène a fon fiége
dans l'intérieur.

    Lorfque les léfions, de laquelle 661
que ce foit des fonctions principales, font conftantes, qu'elles durent
long-tems, & qu'elles ont eu certain
degré d'intenfité, elles caufent diverfes léfions de la circulation , & par
conféquent, diverfes altérations du
pouls (§. 652), qui font conftantes,
& qui durent, plus ou moins de tems,
ainfi que cela eft expliqué dans les
Claffes des léfions de chacune des

fonctions principales , & ce qui ſera rappellé ſommairement, dans les articles ſuivans.

1°. Les léſions de la digeſtion, produites par des ſucs épais & groſſiers, (Claſſe V , Section II) , cauſent un grand nombre de maladies compoſées, qui, preſque toutes , ſont jointes à quelques-unes des léſions de la circulation, & à quelques altérations du pouls ; & ces altérations du pouls, jointes à ces maladies compoſées, varient dans les diverſes périodes, & dans les progrès de ces maladies, ainſi qu'on l'explique dans les exemples ſuivans.

Premier Exemple. Dans le friſſon ou dans la rigueur, ou dans l'horreur qui a lieu au commencement de la fièvre putride, & au commencement de ſes redoublemens, le pouls eſt petit, vif & fort fréquent. Dans le chaud qui ſuccède à ce friſſon, le pouls eſt gros, plein, fort, fréquent, & , en même tems, il eſt dur, ſi le malade eſt pléthorique.

Si dans les cours de cette fièvre putride, il ſe forme des engorgemens inflammatoires, ſoit dans la poitrine (§. 256), ſoit dans le bas-ventre (§. 259), ſoit dans le cerveau (§. 260), soit foit à l'habitude du corps, tels que des éryfipèles, des phlegmons, des parotides, des bubons (§. 261), le pouls devient encore plus vif & plus fréquent qu'il n'étoit : fi ces engorge-mens inflammatoires viennent au point d'être près de dégénérer, en gangrè-ne, la fréquence du pouls augmente encore, il devient très-ferré. Mais à mefure que la gangrène fait fes progrès, qui font très-rapides, le pouls devient moins fréquent, inégal, irrégulier, petit, foible, vide & infenfible.

Si dans cette fièvre putride les re-mèdes font adminiftrés à propos ; s'ils ont du fuccès ; peu-à-peu, le pouls eft moins petit, moins vif & moins fréquent dans les friffons ; il eft moins gros, moins fort, moins plein & moins fréquent dans les redouble-mens ; peu-à-peu, les redoublemens ceffent totalement ; il n'y a plus ni friffon, ni grand chaud ; les variations du pouls qui accompagnoient ces deux états, n'ont plus lieu ; peu-à-peu, le pouls devient moins fort, moins gros & moins fréquent ; enfuite il a toutes les qualités du pouls naturel. Enfin, lorfque toutes les caufes de la maladie font détruites, le pouls eft plus petit,

Tome IX.   E

plus lent, plus foible, & moins fréquent que le pouls naturel : alors la
vraie convaleſcence a lieu.

Second Exemple. Dans les eſpèces
d'apoplexie, (§. 270) ; dans le com·
mencement, le pouls ne diffère, de
ſon état naturel, que par la lenteur,
& ſouvent par la groſſeur. Lorſque l'a-
poplexie s'accroît, le pouls devient
rare, inégal : dans des inſtans, les
battemens ſont gros, forts & lents ;
dans le moment qui ſuit, les battemens ſont petits & foibles. Lorſque
l'apoplexie augmente encore, le pouls
devient irrégulier & inégal ; dans des
momens, il y a pluſieurs battemens,
petits & foibles, avec de très-courts
intervalles ; dans d'autres momens,
les battemens ſont gros & forts, &
les intervalles ſont fort longs. Si on
ne peut remédier à cette maladie,
les inégalités & irrégularités du pouls
vont en augmentant, & le pouls finit
par être très-petit, très-rare, très-
foible & inſenſible.

Lorſque, dans ces maladies, on a
pu adminiſtrer aſſez promptement les
remèdes, & avec ſuccès ; peu-à-peu,
les battemens ſont moins lents, moins
rares ; peu-à-peu, ils approchent de

la vivacité , & de la fréquence du pouls naturel ; & ſouvent, dans peu de tems , le pouls ſe rétablit dans ſon état naturel.

2°. Les léſions de la digeſtion, dont les réſultats ſont des ſucs âcres (Claſſe V, Section III), donnent lieu à un très-grand nombre de maladies compoſées , dont quelques-unes des diverſes léſions de la circulation & , par conſéquent , quelques-unes des diverſes altérations du pouls, ſont prefque toujours partie, dans leurs différentes périodes, & dans leurs progrès, ainſi qu'on le voit dans les exemples ſuiv.

Premier Exemple. Dès le commencement des inflammations (depuis le §. 281 , juſqu'au §. 284), dans les individus qui ont peu d'humeurs , le pouls eſt petit , mais très - vif , & très-fréquent. Dans les individus, qui ſont pléthoriques ; dès le commencement de ces maladies , le pouls eſt gros, plein, dur, fort, très vif, & trèsfréquent. Dans ces deux cas , en peu de tems , la vivacité & la fréquence , deviennent extrêmes ; les battemens ſont ſi ſerrés , qu'on n'en diſtingue preſque pas les intervalles ; il arrive ſouvent , dans ces deux cas ,

qu'on a à peine eu le tems de commencer les remèdes, que le pouls devient inégal, irrégulier, intermittent,
très-petit, très-foible ; la gangrène eſt
formée.

Si, avant que le pouls ſoit devenu
extrêmement vif, & extrêmement fréquent & ſerré, on a eu le tems de
diminuer le volume des humeurs, de
relâcher les vaiſſeaux, & de commencer à adoucir les humeurs ; peu-à-peu,
l'inflammation diminue & ſe réſout. A
meſure que l'inflammation diminue &
ſe réſout, la vivacité & la fréquence
du pouls diminuent ; enſuite le pouls
revient à ſon état naturel ; & enfin,
tous les ſignes, & toutes les cauſes
de l'inflammation étant diſſipés, il devient plus petit, plus foible, moins
vif, & moins fréquent, que dans ſon
état naturel. Le pouls n'eſt jamais,
dans la convaleſcence de ces individus,
auſſi peu vif & auſſi peu fréquent,
qu'il l'eſt dans la convaleſcence des individus (art. 1, *premier Exemple*).

Second Exemple. Dans le commencement des hémorragies (§. 285), le
pouls eſt gros, fort, ſouvent plein &
dur ; ſi l'hémorragie devient exceſſive;
le pouls devient, de plus en plus,

petit , foible & vide , & enfin inſenſible.

3°. Les léſions de la digeſtion, cauſées par le manque de ſucs (Claſſe V , Section IV), produiſent, d'abord , la foibleſſe de la circulation ; & en conſéquence, le pouls eſt lent, rare , petit & foible ; enſuite, par les cauſes (depuis le §. 303, juſqu'au §. 306), il devient fort fréquent , quoiqu'il ſoit toujours petit & foible ; & ſi on ne remédie pas a ces cauſes , il devient inégal, irrégulier , extrêmement petit, foible & vide.

4°. Dans le commencement des léſions de la digeſtion, dont les réſultats ſont conſtamment un chyle trop âqueux & inſipide (Claſſe V , Sect. V) ; le pouls eſt lent, rare & mou ; ſi , par la ſuite, on ne remédie pas aux cauſes (§. 313), il ſurvient d'autres léſions de diverſes fonctions, dans leſquelles le pouls devient fréquent, inégal , irrégulier, intermittent, très-petit, très-foible & inſenſible.

5°. Les diverſes eſpèces de léſions des ſecrétions , décrites (§. 385), ſelon qu'elles ſont à un degré plus ou moins haut; &, ſur-tout, lorſqu'elles ſont au point de cauſer des engorge-

mens , ou quelques-unes des diverſes
eſpèces d'inflammations (284), qui
entraînent diverſes léſions de la circulation , & par conſéquent , diverſes
altérations du pouls ; par exemple ,
lorſque les léſions des ſecrétions ont
lieu dans un individu qui a des ſucs
épais & groſſiers , & qu'elles ſont au
point de cauſer la première eſpèce
d'inflammation (§. 284) , le pouls
eſt gros , fort , & fort fréquent ; ſi
ces léſions des ſecrétions ont lieu
dans un individu qui a trop d'humeurs , & ſi elles ſont au point de
cauſer la ſeconde eſpèce d'inflammation (§. 284) ; le pouls eſt gros ,
plein , fort , dur , & fort fréquent : ſi
ces léſions des ſecrétions ont lieu dans
un individu qui a les humeurs âcres ,
& ſi elles ſont au point de cauſer la
troiſième eſpèce d'inflammation (§.
284), le pouls eſt beaucoup plus vif,
& beaucoup plus fréquent qu'il ne l'eſt
dans les deux premières eſpèces d'inflammations , & il eſt très-ſerré.

Si on ne peut remédier à ces trois
eſpèces d'inflammations, les léſions de la
circulation iront toujours en augmentant , & par conſéquent, les altérations
du pouls , qui annoncent la gangrène ,

auront lieu (art. 1 , premier exemple, & art. 2 , premier exemple).

6°. Nous avons vu , que lorfque les léfions des excrétions font produites par les mêmes efpèces de caufes que les léfions des fecrétions , elles donnent lieu à des léfions des autres fonctions , qui font pareilles à celles qui font caufées par les léfions des fecrétions. Ainfi , felon que les léfions des excrétions font à un degré plus ou moins haut , elles produifent des léfions de la circulation , & par conféquent , des altérations du pouls , qui font pareilles à celles qui font caufées par les léfions des fecrétions ; & dont nous avons donné quelques exemples (art. 5).

7°. Les diverfes efpèces de léfions de la nutrition , caufent diverfes léfions de la circulation , & par conféquent , diverfes altérations du pouls. Par exemple , la nutrition trop copieufe , telle qu'elle fe fait dans les individus de l'excellente conftitution , qui mangent avec excès , qui digèrent très-bien , & qui font livrés à la molleffe , à la vie oifeufe , & à l'incurie , donne lieu d'abord au trop d'humeurs (§. 407) , enfuite à la pléthore (§.

E 4

273) ; d'où s'enſuivent, d'abord, le pouls gros, plein & dur ; & enſuite les autres altérations du pouls, cauſées par les diverſes maladies que la pléthore entraîne.

Lorſque la nutrition péche par l'excès oppoſé, & qu'il ſe forme trop peu de ſucs, ſoit parce que l'appétit n'a pas lieu, ſoit parce que la digeſtion ne fournit pas aſſez de chyle ; ſoit parce que le chyle eſt de mauvaiſe qualité, & peu propre à remplacer les humeurs qui ſe diſſipent & ſe perdent par les actions de la vie ; il en réſulte d'abord le trop peu d'humeurs (§. 406), qui eſt toujours accompagné du pouls petit & foible ; enſuite le défaut ou manque de ſucs (§. 302), qui entraîne (§. 304), des maladies de la Claſſe V, Section II, ou Section III, qui ſont preſque toujours jointes à quelques unes des léſions de la circulation, & par conſéquent à quelques-unes des altérations du pouls.

8°. Toutes les léſions conſtantes de la reſpiration, ſelo qu'elles ſont plus ou moins violentes, cauſent quelques léſions conſtantes de la circulation, & par conſéquent, quelques altérations du pouls. Par exemple, la toux fréquente & vive, cauſe la fréquence &

la vivacité du pouls. Les attaques d'afthme, caufent de la fréquence, des inégalités, & des irrégularités dans le pouls. La fuffocation, foit qu'elle foit caufée par un engorgement du poumon, foit qu'elle foit produite par une vapeur méphitique, ou par quelqu'autre caufe que ce foit, caufe d'abord la petiteffe, la foibleffe, & la fréquence du pouls : & fi on ne remédie promptement à cet état, il eft bientôt fuivi de l'extrême petiteffe, de l'extrême foibleffe, de l'infenfibilité du pouls, & enfin, de la ceffation de la circulation, ainfi que cela eft expliqué (Claffe X).

9°. Les diverfes efpèces de léfions du fens univerfel, caufent diverfes léfions de la circulation, & par conféquent, diverfes altérations du pouls : par exemple, lorfque le fens univerfel eft léfé par quelque douleur conftante, en quelque partie du corps que ce foit, la vivacité & la fréquence du pouls augmentent d'autant plus que la douleur eft plus violente.

Si le fens univerfel a trop d'activité, (§. 404, art. 26), comme il arrive dans les hypochondriaques & les hyftériques, qui ont les genre nerveux conſtamment irrité ; une léſion médiocre du ſens univerſel , ou un mouvement de paſſion, cauſe des mouvemens ſpaſmodiques dans le cœur ; d'où s'enſuivent des palpitations de cœur , des inégalités , des irrégularités & des intermittences dans le pouls. Quelquefois , ces mouvemens convulſifs du cœur dégénèrent en véritables convulſions ; alors la circulation eſt ſuſpendue, il y a ſyncope, il n'y a plus de pouls. Cette convulſion eſt mortelle , ſi elle ne ceſſe pas promptement, ou ſi elle ne diminue pas au point de permettre des contractions & dilatations alternatives des ventricules , ſi petites qu'elles ſoient ; dans ce dernier cas , le pouls eſt extrêmement petit & foible , il n'eſt qu'un fil, le tact le plus fin ne l'apperçoit que de tems en tems.

Lorſque le ſens univerſel eſt trop foible (§. 404 , art. 26) , comme il l'eſt ordinairement dans les gens apathiques, & dans les diſpoſitions à la paralyſie ; le pouls eſt petit , foible, lent & quelquefois rare. Dans la Claſſe XIII on fait la deſcription des diverſes léſions du ſens univerſel , d'où réſultent diverſes altérations du pouls.

662   Les excrétions extraordinaires de

la seconde & de la quatrième espèce
(§. 444 , art. 4 & 5), qui sont supprimées , ou qui sont excessives, causent , par ces diverses acccidens , diverses lésions de la circulation , &
par conséquent , diverses altérations
du pouls , ainsi que cela est expliqué
dans les articles suivans.

1°. La suppression , de laquelle que
ce soit , des excrétions extraordinaires de la seconde espèce , qui étoit
abondante, & qui n'est pas remplacée,
produit, dans divers individus, en raison de leurs diverses dispositions ,
diverses maladies composées (§.515),
qui sont jointes à des lésions de la
circulation , & par conséquent , à
des altérations du pouls. Dans quelques-uns de ces individus, le pouls est
gros , fort , plein , dur , & médiocre-
ment fréquent ; dans d'autres , le
pouls est très-vif, très-fréquent, mé-
diocrement plein & fort.

Si on ne remédie pas à cette suppression , soit en rétablissant l'excrétion extraordinaire qui a été supprimée , soit en y suppléant , par les
traitemens indiqués (Classe VII ,
Section XV), le pouls contracte, par
la suite , des altérations encore plus

E 6

graves, telles que les inégalités, les irrégularités, & enfin, l'extrême petitesse & foiblesse, &c.

2°. Lorsqu'une des excrétions extraordinaires de la seconde espèce est excessive; si la quantité des humeurs, qui est évacuée, est en assez grande abondance, pour diminuer sensiblement la masse des humeurs; relativement aux diverses dispositions de l'individu, le pouls devient un peu plutôt, ou un peu plus tard, petit, foible & vide.

3°. La suppression de quelques-unes des excrétions extraordinaires de la quatrième espèce, telle que celle des saignemens de nez, ou celle du flux hémorroïdal (§. 518), produit aussi, relativement aux diverses dispositions de l'individu, des altérations du pouls, pareilles à celles qui sont causées par la suppression d'une excrétion extraordinaire de la seconde espèce, qui étoit fort abondante (art. 1). Si on ne remédie pas promptement aux lésions de la circulation, & aux autres accidens qui sont causés par la suppression de ces excrétions extraordinaires de la quatrième espèce, les altérations du pouls font des pro-

grès plus rapides dans cette suppression
que dans celle (art. 1).

4°. Si les saignemens de nez ou le
flux hémorroïdal, sont excessifs, & si
la quantité de sang, qui est évacuée,
est très-considérable ; elle causera, plus
promptement, la foiblesse, la petitesse,
& la vacuité du pouls, que les excrétions extraordinaires de la seconde
espèce, qui sont excessives (art. 2).

Les diverses lésions de l'habitude du 663.
corps qui sont constantes & à un haut
degré, soit qu'elles soient produites
par les lésions de quelques fonctions
(Classe XXI), soient qu'elles le soient
par des causes externes, (Classe
XXII), causent diverses lésions de
la circulation, & par conséquent,
diverses altérations du pouls.

1°. Les érysipèles, les phlegmons,
les bubons, & les parotides, causent
d'abord la fréquence & la vivacité du
pouls. Si ces tumeurs se terminent par
la résolution, le pouls se rétablit
peu-à-peu, dans son état naturel : si
elles se terminent par la suppuration,
& si le pus qui s'est formé, se fait une
issue ; ou si par l'incision, ou les autres secours de l'art, on évacue
le pus, la vivacité & la fréquence

du pouls ne tardent pas à ceſſer. Mais ſi ces inflammations ſe terminent, ainſi que le charbon, par la gangrène, le pouls devient inégal, irrégulier, intermittent, enſuite très-petit, très-foible, & enfin inſenſible.

2°. La petite vérole, la rougeole, les violentes attaques de goutte à l'habitude du corps, le rhumatiſme goutteux, & même, quelquefois, les dartres, lorſqu'elles ſont accompagnées de démangeaiſons continuelles, & de vives cuiſſons, cauſent la vivacité & la fréquence du pouls. Si ces virus font de violentes impreſſions dans l'intérieur, auxquelles on ne puiſſe pas remédier, ils cauſent la très-grande fréquence, enſuite l'inégalité, l'irrégularité, l'intermittence, du pouls, & enfin l'extrême petiteſſe, & l'extrême foibleſſe du pouls.

3°. Les violentes impreſſions de quelques cauſes externes, d'où réſultent ou des piquûres de tendons, d'aponévroſes, de violentes luxations, des fractures, dans leſquelles des portions d'os piquent & tiraillent violemment des membranes, des aponévroſes, des muſcles; ou de violentes contufions, caufent d’abord la vivacité & la fréquence du pouls : & fi on ne remédie pas à ces impreffions, efficacement, l’inflammation qui leur fuccède, produit, felon la manière dont elle fe termine, les divers effets fur le pouls (art. 1).

4°. Si on ne remédie pas promptement aux plaies faites par des animaux vénimeux, tels que la vipère ; le pouls devient bientôt inégal, irr -gulier, intermittent, très-petit, très-foible & infenfible.

5°. Si les plaies faites par des animaux enragés, ne font pas très-profondes, fi le déchirement & les contufions ont peu d’étendue ; il n’en réfulte d’abord aucune altération dans le pouls ; mais fi, par les remèdes appropriés, on ne fe hâte pas de préferver de l’hydrophobie, cette funefte maladie aura lieu ; elle caufera des mouvemens convulfifs, des fpafmes, d’où réfulteront l’inégalité, l’irrégularité, l’intermittence, l’extrême petiteffe & foibleffe du pouls, &c.

6°. Les plaies pénétrantes dans l’intérieur, font ordinairement fuivies de déchiremens ou de coupures des gros vaiffeaux, ou de l’inflammation. Dans le premier cas, le pouls devient, de plus en plus, petit & foible. Dans le second cas, le pouls devient vif & fréquent; & enſuite il change, ſuivant les diverſes terminaiſons de l'inflammation.

664   Les diverſes cauſes externes qui produiſent diverſes impreſſions dans l'intérieur, cauſent diverſes léſions de la circulation du ſang ; & par conſéquent, diverſes altérations du pouls.

1°. Parmi les médicamens, les uns augmentent l'action des organes de la circulation, & en précipitent les mouvemens ; les autres diminuent & ralentiſſent l'action de ces organes. Par exemple, les émétiques & les purgatifs forts, dans le commencement de leur action, excitent la vivacité, la fréquence, la force des battemens ; enſuite ils cauſent la raréfaction des humeurs : alors le pouls eſt vif, fréquent, fort & gros. Les cordiaux & les ſudorifiques, raréfient les humeurs, en augmentant le mouvement progreſſif & le mouvement inteſtin ; d'où s'en ſuivent la vivacité, la fréquence & la groſſeur du pouls. Les diurétiques froids & les médicamens incraſſans, relâchent les vaiſſeaux, diminuent le mouvement inteſtin & le mouvement progreſſif des liqueurs, d'où s'enſuit le pouls mou, lent, petit & foible.

Lorſque ces divers médicamens ſont adminiſtrés par des Médecins prudens & éclairés, qui connoiſſent les circonſtances où ces changemens dans le pouls ſont utiles & ne peuvent pas porter de préjudice, & les circonſtances où ces changemens dans le pouls ſont néceſſaires ; ces remèdes ſont toujours avantageux & très-ſouvent ſalutaires : mais lorſque ces médicamens ſont donnés par des empiriques, le plus ſouvent, ils ſont nuiſibles ; & il n'eſt pas rare, qu'entre leurs mains, ils ne deviennent des poiſons.

2°. Les poiſons âcres & corroſifs, cauſent d'abord l'extrême vivacité & l'extrême fréquence du pouls. Les poiſons ſtupéfians, cauſent d'abord la groſſeur & la grandeur du pouls. Si on ne remédie promptement par les ſpécifiques appropriés aux effets de ces deux poiſons, le pouls ne tarde pas à devenir inégal, irrégulier, très-foible & inſenſible.

3°. Les exhalaiſons méphitiques font d'abord leur impreſſion ſur le poumon dans lequel elles cauſent des spasmes qui empêchent la dilatation des vésicules pulmonaires, & par conséquent l'introduction & l'action de l'air. De cet état du poumon, s'ensuit, sur le champ, l'affoiblissement de la circulation, & en conséquence, le pouls devient très-petit, très-foible & insensible. Si on ne retire promptement l'individu du lieu de la vapeur méphitique, & si on ne remédie aux désordres qu'elle a causés dans la respiration & la circulation, ces deux fonctions vitales seront bientôt abolies.

SECTION III.

Traitement des léfions de la circulation du Sang.

665 Nous avons vu (Section I.) que les léfions de la circulation du sang, & que les altérations du pouls qui s'ensuivent, & qui sont produites par les diverses causes passagères décrites dans les articles (§. 654), cessent par le mécanisme & l'élasticité des organes de la circulation, dès qu'on peut se soustraire aux causes qui les produisent

& qu'on ceffe les abus qui y donnoient lieu. Mais fi on eft expofé, pendant long-tems, à quelqu'une des caufes (§. 654), il en réfulte des vices des humeurs ou des vices des organes, d'où s'enfuivent des léfions conftantes de la circulation, pour lefquelles il faut avoir recours aux traitemens qui conviennent à ces vices, & qui font indiqués dans cette fection.

Des gens, ont, en tout tems, le pouls 666 inégal, irrégulier & intermittent ; & malgré ces grandes léfions de la circulation, ils jouiffent de la fanté. L'ouverture des cadavres a appris que ces gens ont quelqu'un des vices dans les organes de la circulation (§. 656, art. I); ces vices font les feules caufes qui peuvent produire conftamment ces altérations du pouls dans des gens qui, à ces grandes léfions de la circulation près, font bien toutes leurs autres fonctions.

On voit, fur-tout, parmi les hypocondriaques, & parmi les hyftériques, & parmi ceux qui font très fenfibles & qui ont le genre nerveux très-irritable, des individus qui ont bon appétit, qui digèrent bien, qui dorment bien, qui ont bon teint, qui ont des forces &

l'embonpoint ordinaires, qui, aux yeux du vulgaire, paffent pour des malades imaginaires, & qui ont, fouvent, le pouls intermittent, inégal & irrégulier. Mais dans ces individus, ces altérations du pouls durent à la vérité, quelquefois, plufieurs heures & plufieurs jours de fuite; mais elles ceffent, totalement, au moins pour un tems. Le plus fouvent dans ces individus, ces altérations du pouls fuccèdent à des mouvemens de paffions, telles que la colère, la terreur, &c. ou à quelques douleurs, ou à des travaux qui exigent une grande contention d'efprit, ou à des léfions paffagères de quelques fonctions. Le plus fouvent, ces grandes altérations du pouls ceffent dans ces individus, peu de tems après que les caufes ci-deffus ont ceffé d'agir. On indiquera, dans cette Section, le traitement qui convient à ces grandes altérations du pouls, qui ont lieu dans ces individus, de tems en tems, & prefque toujours à la fuite de quelque chofe qui leur fait de la peine, ou qui leur caufe de la douleur, ou qui leur fait beaucoup de plaifir.

Quoique les vices des organes de

la circulation foient différens, ils produifent à peu près les memes altérations du pouls ; & ces altérations du
pouls font à peu près pareilles à celles
qui ont lieu dans les hypocondriaques & les autres individus ci-deffus.
La feule différence, très-notable, eft
que les hypocondriaques & les hyftériques n'éprouvent ces altérations du
pouls que, de tems en tems, & toujours à la fuite de quelqu'une des caufes ci-deffus.

Les léfions de la circulation qui
font caufées par des polypes qui ont
leur fiége, foit dans les ventricules du
cœur, foit dans l'aorte, font à peu
près pareilles à celles qui font caufées
par l'offification de l'aorte : mais les
premières font fouvent jointes à la difficulté de refpirer, & même à l'étouffement & à la fuffocation qu'elles caufent, même dans des individus qui n'ont
aucun vice dans les organes de la refpiration. Ces accidens de la refpiration ont lieu fur-tout, lorfque le malade a fait des exercices plus forts,
lorfqu'il a mangé plus qu'à fon ordinaire, lorfqu'il a mangé des mets plus
échauffans & qu'il a fait ufage de boiffons fpiritueufes & échauffantes ; lorf-

qu'il a plus d'humeurs qu'à ſon ordinaire, lorſqu'il a eſſuyé quelque accès
de paſſion, ou lorſqu'il éprouve des
douleurs vives. Dans ces cas, les inégalités, les irrégularités, les intermittences ſont beaucoup plus conſidérables qu'à l'ordinaire ; il y a de violentes palpitations du cœur. Quelques
individus périſſent dans ces circonſtances.

A meſure que les individus atteints
de l'un ou l'autre de ces polypes, avancent en âge ; les polypes acquièrent de
l'augmentation ; alors les altérations
du pouls augmentent, les palpitations
du cœur deviennent fréquentes, & la
reſpiration eſt ſouvent gênée, même
ſans qu'il y ait aucune des cauſes ci-
deſſus ; enfin, ces individus périſſent,
preſque ſubitement, lorſque le polype a acquis un volume qui remplit
preſque le ventricule ou qui bouche
preſque l'artère.

C'eſt l'ouverture des cadavres qui a
appris qu'un polype, ſoit dans l'un
des ventricules, ſoit dans l'artère pulmonaire, ſoit dans l'aorte, cauſe
ſeul, ces altérations du pouls, ces palpitations & ces léſions de la reſpiration, & enfin la mort dans des indivi-

dus qui n'avoient aucun vice dans leurs autres organes, & qui, pendant toute leur vie, n'avoient jamais eu que la léſion de la circulation & celle de la reſpiration, qui avoient ſuccèdé à la première, & qui n'avoit d'autre cauſe que ce vice des organes de la circulation.

L'obſervation apprend que les inégalités, les irrégularités & les intermittences du pouls qui ſont cauſées par l'oſſification de l'aorte, ne commencent à avoir lieu qu'après l'âge de 45 à 50 ans; qu'elles deviennent conſtantes & plus conſidérables à meſure qu'on paſſe cet âge ; mais que, dans des individus bien conſtitués d'ailleurs, & qui font bien toutes leurs autres fonctions , ces altérations du pouls ne ſont pas accompagnées de palpitations du cœur, ni de difficultés de reſpirer, ni d'étouffamens, comme celles qui ſont cauſées par un polype ; & qu'enfin l'oſſification de l'aorte ne cauſe pas la mort.

Les léſions de la circulation cauſées, ſoit par un polype, ſoit par l'oſſification de l'aorte, ſont inguériſſables.

Les léſions de la circulation , cauſées par l'oſſification de l'aorte, n'étant

pas mortelles & ne cauſant même aucune incommodité ; il ſuffit que les
individus qui en ſont atteints, obſervent le régime qui convient à leur
conſtitution & à leur âge ; mais il faut
recommander à ces individus de ne pas
manquer, dans quelque maladie que
ce ſoit, dont ils pourroient être atteints,
par la ſuite, de prévenir le Médecin
qui les ſoignera, qu'ils ont conſtamment en ſanté, le pouls inégal, irrégulier & intermittent ; afin que le Médecin puiſſe diriger ſes procédés de
traitemens, d'après les autres léſions
qu'ils éprouveront.

Les léſions de la circulation du ſang
cauſées par un polype, augmentant à
meſure que les individus avancent en
âge, étant ſouvent accompagnées de
léſions graves de la reſpiration, dans
leſquelles ces individus peuvent ſuc-
comber ; & enfin, ces léſions étant
ordinairement mortelles ; on doit, dès
qu'elles ſe ſont manifeſtées, travailler
à en retarder les funeſtes effets, par
le moyen des palliatifs preſcrits dans
les articles ſuivans.

1°. L'individu obſervera le régime
qui convient à ſa conſtitution, & qui
eſt preſcrit (dans l'un des §§, depuis

le

le §. 404 jufqu'au §. 417); ou dans le §. 606), s'il eft fujet à quelque excrétion extraordinaire de la feconde efpèce ; ou (Claffe VII, Section XVI), s'il eft fujet à quelque excrétion extraordinaire de la quatrième efpèce.

2°. Il faut que cet individu mange beaucoup moins qu'il ne mangeoit, avant qu'il fut fujet à ces altérations du pouls & à ces génes de la refpiration & aux palpitations du cœur; il faut qu'il ait le ventre très-libre & qu'on entretienne la liberté & la fréquence des felles par le moyen des fruits & des herbages relâchans ; il faut qu'il évite tous les exercices forts, qu'il n'en faffe que de très-doux, qu'il s'abftienne de tous les travaux de cabinet qui exigent une grande application, qu'il foit en garde contre toutes les paffions fortes, & qu'il fuie tous les objets qui peuvent les exciter.

3°. Si malgré ce régime & ces précautions, l'individu eft haut en couleurs, s'il paroît avoir autant d'humeurs, d'embonpoint & de forces qu'il en avoit lorfqu'il a commencé à être fujet à ces altérations du pouls ; il faut encore diminuer fes alimens & le faigner du bras de tems en tems ;

Tome IX. F

& plus on voit, par la suite, que les altérations du pouls vont en augmentant, & que pour des causes légères, telles qu'un peu de mouvement avec vivacité, ou une conversation avec un peu d'action, la respiration est fort gênée, & qu'il survient des palpitations de cœur ; il faut avoir recours à la saignée, plus fréquemment ; il fau encore diminuer les alimens, & or donner que le malade reste dans son lit ou dans son fauteuil ; qu'il ne parle presque pas ; qu'il ne médite point profondément ; qu'on l'occupe par des lectures & des conversations amusantes & des jeux peu intéressans. Enfin, les vues qu'on doit avoir dans cet état, sont de diminuer la masse des humeurs, autant qu'il est possible, sans causer l'épuisement & la grande foiblesse ; d'éviter tout ce qui peut causer la plus légère raréfaction des humeurs, & en accélérer le mouvement, & tout ce qui peut précipiter ou gêner la respiration.

667 De toutes les lésions constantes de la circulation, caractérisées par les altérations du pouls (§. 652), & qui sont jointes à des lésions d'autres fonctions, il n'y en a que trois espèces

qu'on puiſſe regarder comme cauſes immédiates de léſions des autres fonctions ; ſavoir, 1° les léſions de la circulation produites par des polypes (§. 666), qui cauſent immédiatement des léſions de la reſpiration ; la difficulté de reſpirer, & la ſuffocation. 2°. Les léſions de la circulation, produites par la trop grande quantité d'humeurs, qui donnent lieu à toutes les maladies qui réſultent de la pléthore vraie (§§. 273, 274 & 346). 3°. Les léſions de la circulation produites par la raréfaction des humeurs qui donnent lieu à la pléthore fauſſe (§§. 346 & 347), qui, lorſqu'elle eſt à un très-haut degré, cauſe les plus grandes léſions de la reſpiration, & les accidens les plus funeſtes (§. 350).

Toutes les autres léſions conſtantes de la circulation (décrites depuis le §. 655 juſqu'au préſent), font partie de maladies (§§. 44, 45 ou 46), ou de maladies compliquées (§. 449) auxquelles elles ſont jointes ; & ces léſions conſtantes de la circulation ſont toujours produites par les cauſes qui donnent lieu à ces maladies, compoſées ou compliquées, auxquelles elles ſont jointes : mais les léſions de la circulation, par elles-mêmes, augmentent beaucoup les autres léfions auxquelles ellesfontjointes,&, fouvent, contribuent beaucoup à les rendre funeftes.

Ainfi, excepté dans les trois efpèces de léfions de la circulation ci-deffus, qui font fouvent caufes immédiates d'autres léfions; lorfqu'un jeune Médecin voit un individu qui fe plaint des léfions conftantes d'une ou de plufieurs fonctions principales, ou de quelques léfions conftantes de l'habitude du corps, & en qui il reconnoît quelques-unes des altérations du pouls (§. 652); ce Médecin doit d'abord juger que cet individu eft atteint d'une maladie, compofée des léfions des fonctions principales, ou des léfions de l'habitude du corps, & des léfions de la circulation qu'il aperçoit. Le jeune Médecin doit enfuite juger que les léfions de la circulation dont il reconnoît les fignes dans celles des altérations du pouls (§. 652), qui ont lieu dans ce malade, font produites par les caufes qui donnent lieu aux autres léfions des fonctions dont le malade fe plaint. Enfin, il doit conclure que les léfions de la circulation ne pourront être diffipées, qu'autant qu'on pourra remédier aux caufes des léfions dès fonctions, ou aux caufes de léfions de l'habitude du corps, & établir entièrement les fonctions, ou l'habitude du corps dans l'état naturel.

Que le jeune Médecin ne perde pas de vue, qu'excepté les trois efpèces de léfions de la circulation ci-deffus, qui font caufes immédiates de léfions de fonctions, toutes les autres léfions de la circulation, qui font caractérifées par les diverfes altérations du pouls (652), & qui font jointes à des léfions de fonctions, ou à des léfions de l'habitude du corps, font les effets des caufes des léfions des fonctions principales auxquelles elles font jointes, ou les effets de quelques violentes léfions de l'habitude du corps, auxquelles elles font jointes. Que le jeune Médecin ne perde pas de vue, que plus les léfions, des autres fonctions auxquelles celles de la circulation font jointes, font violentes ; plus celles de la circulation font à un haut degré ; & que plus celles de la circulation font à un haut degré, plus la maladie eft dangereufe.

Que le jeune Médecin ne perde pas

F 3

de vûe que l'altération du pouls la plus commune dans les malades , eſt la fréquence du pouls, qui eſt conſtante , qui eſt jointe à quelqu'autre léſion , ou à pluſieurs autres léſions conſtantes , & qu'on nomme fièvre (§. 653), annonce une grave léſion dans la circulation ; & que quoique la fièvre ne ſoit pas très-conſidérable, la maladie eſt , ou peut devenir, dans peu de tems, fort dangereuſe.

Quelques-unes des diverſes léſions conſtantes de la circulation , caractériſées par les diverſes altérations du pouls (§. 652), & ſur-tout la fréquence du pouls, ayant lieu dans preſque toutes les maladies un peu conſidérables , & à plus forte raiſon dans les maladies graves ; ces léſions de la circulation étant toujours produites par les cauſes des autres léſions qui exiſtent dans chaque maladie ; ces léſions de la circulation annonçant toujours le degré de léſion des autres fonctions ; ces léſions conſtantes de la circulation étant toujours un grand mal par elles-mêmes, & ne pouvant être diſſipées qu'autant qu'on peut remédier à leurs cauſes , qui ſont celles de la maladie à laquelle elles ſont jointes ; le jeune

Médecin doit examiner, avec le plus grand foin, dans chaque malade, le pouls, pour en diftinguer les diverfes altérations qui caractérifent les diverfes léfions de la circulation, & leurs divers degrés; & il doit employer toute l'attention & l'application dont il eft capable, pour diftinguer & reconnoître les caufes de chaque maladie; enfuite, il doit, avec la plus grande prudence, adminiftrer les remèdes appropriés aux caufes de chaque maladie. Pour que le jeune Médecin puiffe remplir tous ces devoirs; il faut 1° qu'il ait étudié le pouls dans divers individus en fanté, qu'il connoiffe les qualités du pouls naturel dans l'état de fanté, & leurs variations dans les diverfes circonftances de la vie (§. 647); qu'il ait étudié & qu'il connoiffe les différences qu'il y a dans les qualités du pouls naturel des individus, de diverfes conftitutions, dans leur état de fanté (§§. 648, 649 & 651); qu'il ait étudié & qu'il connoiffe les différentes altérations du pouls (§§. 652 & 653).

2°. Il faut qu'il fuive les procédés pour connoître les caufes des mala-

F 4

dies , & pour rapporter chaque maladie à fa Claſſe (depuis le §. 58,
juſqu'au §. 70).

3°. Lorſqu'il aura reconnu la cauſe
de la maladie, & qu'il aura rapporté
la maladie à fa Claſſe ; il fe conformera au plan général de traitement
de toutes les eſpèces de maladies
(depuis le §. 71 , juſqu'au §. 86).

4°. Il fatisfera à toutes les indications & contre-indications , (depuis le
§. 138, juſqu'au §. 149), en adminiſtrant,
pour la maladie qu'il a à traiter, les traitemens qui font preſcrits dans la Claſſe
à laquelle cette maladie appartient.

5°. Si avec toute l'attention poſſi-
ble , le jeune Médecin n'a pu parvenir,
dans ſes premières viſites au malade,
à connoître les cauſes de la maladie,
ce qui arrive ſouvent, ſoit parce que
ſouvent la maladie n'a pas, dès ſon
commencement, tous les ſymptômes
qui la caractériſent ; ſoit parce qu'il
y a des maladies dont les cauſes n'ont
point de ſignes qui leur ſoient propres & particuliers (§. 68) ; le jeune
Médecin ſe conformera aux règles
qui font preſcrites (147) ; ſoit pour
ce qu'il doit faire dans le commencement des maladies qui ne font pas

encore caractérifées par tous leurs
fymptômes ; foit pour ce qu'il doit
faire dans les maladies, dont les caufes n'ont point de fignes qui leur
foient propres & particuliers.

Pour procurer une plus grande facilité aux jeunes Médécins , nous
indiquerons, dans les §§. fuivans, les
traitemens qui conviennent aux diverfes caufes des léfions dé la circulation du fang, qui ont lieu dans les
diverfes maladies.

Les vices divers des organes (§. 668
656, depuis art. 2, jufqu'à art. 8),
qui donnent lieu à diverfes léfions
de la circulation , & par conféquent,
à diverfes altérations du pouls, étant
produits , tantôt par des caufes internes , tantôt par des caufes externes , & ayant leur fiége tantôt dans
des vifcères , tantôt dans les membranes qui tapiffent les cavités, tantôt
dans les membres, tantôt dans l'intérieur de la tête & du tronc ; ils
exigent, eu égard à ces diverfes caufes,
& à ces diverfes circonftances, divers
traitemens , qui font indiqués dans les
§§. fuivans.

Lorfqu'un individu a une douleur 669
conftante, qui eft plus ou moins vive,

F 5

soit dans la tête, soit dans la poitrine, soit dans le bas-ventre, & qu'en même tems, il a constamment le pouls plus fréquent que danssl'état naturel ; cet individu a la fièvre. Dans cet état, le Médecin juge d'abord, que dans l'une des cavités ci-dessus, il y a des vaisseaux trop pleins, trop dilatés ou engorgés, ou obstrués, ou des parties nerveuses, & des parties membraneuses, qui sont irritées, tiraillées, & distendues ; & il juge que la cause de ces engorgemens, ou de ces tiraillemens & distensions, est à un haut degré, puisqu'elle produit une lésion grave & constante de la circulation, qui est caractérisée par la fréquence du pouls. Plus cette douleur est violente, & plus le pouls est fréquent & serré ; plus l'inflammation de la troisième ou quatrième espèce (§. 284) est imminente avec ses suites redoutables, qui sont la suppuration, qui, dans les viscères, est presque toujours funeste, & la gangrène qui, dans l'intérieur, est toujours mortelle.

Quoique cette douleur constante dans ses commencemens & même pendant plusieurs jours, ne soit pas violente ; quoique la fréquence du pouls qui l'accompagne, ne foit pas à un très-haut degré; la maladie eft grave attendu que cette douleur conftante jointe à la fréquence du pouls, menace de l'inflammation de la première ou deuxième efpèce (§. 284), qui ne fe forme pas auffi promptement, qui n'eft pas auffi violente, qui ne fe termine pas auffi fouvent par la fuppuration ou par la gangrène que celles de la troifième ou quatrième efpèce; mais qui a, fréquemment, ces fuites, fur-tout quand on n'y remédie pas promptement, & qui fe termine, quelquefois, par l'induration des parties qui ont été enflammées; & ainfi elle donne lieu à des obftructions qui, par la fuite, s'étendent de plus en plus, & caufent ou des épanchemens de férofités, ou des ruptures de vaiffeaux, des fuppurations, des fièvres lentes fymptomatiques, &c.

Pour préferver de l'inflammation & de fes fuites, ou fi on ne peut l'empêcher, pour en favorifer la réfolution, le Médecin doit au plutôt adminiftrer avec toute la prudence poffible, les remèdes les plus appropriés aux caufes qui produifent cette douleur conftante

& la fréquence du pouls qui lui est
jointe.

Les causes de cette maladie sont,
ou une trop grande quantité d'humeurs ; ou des humeurs grossières &
épaisses ; ou des humeurs âcres ; ou
des lésions des secrétions & des excrétions ; ou la diminution ou suppression de quelque secrétion ou de quelque excrétion naturelle ; ou la diminution ou suppression de quelqu'une
des excrétions extraordinaires de la
seconde ou de la quatrième espèce ;
ou des obstructions ; ou quelqu'un
des virus erratiques qui fait son impression dans quelque viscère ; ou
quelqu'un des autres virus qui affecte
des parties internes ; ou quelque cause
externe qui a fait ses impressions dans
l'intérieur ; ou la réunion de quelqu'une ou de plusieurs de ces causes.
Cette maladie succède souvent & est
une suite de quelqu'autre maladie : Par
exemple, elle se déclare souvent dans
le cours d'une maladie causée par les
lésions de la respiration ; ou dans le
cours d'une maladie causée par les
lésions des secrétions , dans le bas-
ventre ; ou dans le cours d'une mala-

die caufée par la fuppreffion des felles ou des urines; ou dans le cours d'une maladie caufée par les léfions de la digeftion, telle qu'une fièvre putride ou maligne, &c. Alors elle eft ordinairement un effet ou une fuite de la maladie qui a précédé. Chacune de ces caufes a fes fignes qui lui font propres; ils font défignés dans les articles fuivans, dans chacun defquels on indique le traitement approprié à chacune de ces caufes.

1°. Les fignes de la trop grande quantité d'humeurs ou de la pléthore vraie, font les vaiffeaux fanguins qui font conftamment gros, la teinte de toute l'habitude du corps qui eft d'une couleur vive, le pouls conftamment gros, plein & dur, &c. (§§. 273, 346 & 347). Le traitement qui convient à cette caufe eft prefcrit (§. 348 & 349).

2°. Les fignes des humeurs groffières & épaiffes, font la bouche pâteufe, mauvaife, la langue chargée d'un fédiment épais, un friffon qui a eu lieu dans le commencement de la maladie, & qui, quelquefois, fe répète plus ou moins fouvent dans le cours de la maladie, &c. (§§. 181, 253 &

318). Les traitemens qui conviennent à l'eſpèce d'inflammation dont l'individu, qui a les humeurs épaiſſes, eſt menacé, ou dont il eſt atteint, ſont preſcrits relativement au ſiége de l'inflammation (§§. 326, 327, 328 & 329).

3°. Les ſignes d'humeurs âcres, ſont la bouche & la gorge ſéches, chaudes & âcres, le matin au réveil, la langue nette & d'un rouge brun, &c. (§§. 187 & 352). Les traitemens qui conviennent à l'inflammation dont l'individu qui a les humeurs âcres, eſt menacé, ou dont il eſt atteint, ſont preſcrits à l'égard des divers degrés de l'inflammation, & à l'égard des différens viſcères qui en ſont le ſiége (§§. 354, 355 & 356).

4°. Les ſignes des léſions des ſecrétions des humeurs récrémentitielles, de leur diminution & de leur ſuppreſſion, ſont l'épaiſſiſſement de la ſalive, ſa fadeur, ſon âcreté, ſa trop petite quantité & ſon défaut, (§§. 178, 181, 184 & 187); les ſignes des léſions de la ſecrétion de la bile, ſont la teinte jaune de toute l'habitude du corps & même des yeux (§. 447), d'autres ſignes des léſions des excré-

tions, font les divers états des excrétions naturelles qui fe manifeftent au
dehors (§. 385 , art. 21 , 22 , 23 ,
24). Les diverfes caufes des léfions des
fecrétions font défignées (§. 385).

Si les fecrétions ne font léfées que
depuis que le malade ci-deffus a la
fièvre jointe à une douleur conftante
dans la tête, ou dans la poitrine, ou
dans le bas-ventre ; les léfions des fecrétions font un effet de cette efpèce
de fièvre qui menace d'inflammation ;
& cette maladie eft produite par l'une
des caufes défignées dans ce paragraphe :
Dès-lors, il faut adminiftrer celui des
traitemens , indiqués dans ce paragraphe, qui convient à la caufe dont on
aura reconnu les fignes. Si les léfions
des fecrétions ont précédé la douleur
conftante dont fe plaint le malade , &
la fréquence du pouls que le Médecin
reconnoît y être jointe ; & fi on ne
voit dans le malade aucun figne des
autres caufes capables de produire
cette maladie ; on aura lieu de juger
qu'elle eft caufée par les léfions des fecrétions : dans ce cas, pour remédier
à cette maladie ; il faut adminiftrer
ceux des traitemens prefcrits (Claffe
VI, Section III), qui conviennent

aux ſecrétions qui ſont léſées , diminuées ou ſupprimées.

Les traitemens des léſions de la ſecrétion & de l'excrétion de la bile , relativement à leurs diverſes cauſes, ſont preſcrits (§§. 335 , 363 , 449 & 450).

5°. Les ſignes des léſions des excrétions récrémentitielles , ſont déſignés (§. 385 , art. 21 , 22 , 23 & 24) : les ſignes des léſions des excrétions excrémentitielles , ſont leur mauvaiſe qualité , leur diminution , leur ſuppreſſion , & leur abondance exceſſive. Par l'inſpection , le Médecin connoîtra la mauvaiſe qualité. Le malade dira ſi les urines & les ſelles ſont diminuées ou ſupprimées , ou ſi elles ſont plus abondantes qu'à l'ordinaire ; il dira s'il a été expoſé au froid , à l'humidité ou à d'autres cauſes qui ont pu diminuer ou ſupprimer la tranſpiration inſenſible ; une femme dira ſi ſes règles, ou ſon lait , ou ſes vidanges ſont diminuées ou ſupprimées , ou ſi elles ſont plus abondantes qu'à l'ordinaire , & ſi elles ſont d'une qualité différente de l'ordinaire.

Si les léſions de ces excrétions n'ont lieu que depuis que la maladie ci-deſſus eſt déclarée ; elles ne ſauroient en être cauſes, elles en ſont les effets, ou ceux d'une autre cauſe. Dans le premier cas, les excrétions ſe rétabliront dans leur état naturel, dès qu'on aura remédié à la cauſe de la maladie ci-deſſus ; & cette cauſe eſt l'une de celles déſignées dans l'un des autres articles de ce paragraphe. Si les léſions des excrétions ſont produites par une autre cauſe que celle de la maladie ci-deſſus ; ſi, par exemple, elles ont été produites par quelques abus, ou des médicamens donnés mal à propos, ou par des vices des organes excrétoires, ou par des paſſions violentes ; ces léſions font une complication qui exigera un traitement particulier, relativement aux diverſes cauſes qui les auront produites.

Si les léſions de ces excrétions ont précédé la maladie ci-deſſus, & ſi on n'aperçoit les ſignes d'aucune autre cauſe qui ait pu la produire ; il y a lieu de juger qu'elle eſt produite par ces léſions ; dans ce cas, il faut adminiſtrer les traitemens qui conviennent aux léſions de ces excrétions. Les traitemens contre la foibleſſe de l'excrétion des selles & des urines, sont prescrits (§. 404, art. 21).

Les traitemens de la diminution & suppression des urines, sont prescrits (§. 621).

Les traitemens de la diminution & suppression des selles, sont prescrits (§. 623).

Les vices des organes qui causent la diminution & suppression des selles, sont décrits (§. 445), & les traitemens qui leur conviennent y sont indiqués. Les vices des organes qui causent la diminution & la suppression de l'urine, sont décrits (§. 518 art. 7), leurs traitemens sont prescrits (§. 640 & 641). Les causes qui donnent lieu à la diminution & à la suppression des excrétions naturelles, particulières au sexe, sont décrites (Classe VII, Section II).

Les traitemens de la diminution & de la suppression des règles & des maladies qui y sont jointes, sont prescrits (Classe VII, Section VII, & Section VIII).

Les traitemens de la diminution & de la suppression des lochies & des maladies qui y sont jointes, sont pres-

crits (Claſſe **VII** , Section **X** , &
Section **XI**.)

Les traitemens de la diminution
& de la ſuppreſſion du lait & des
maladies qui y ſont jointes, ſont preſcrits (Claſſe **VII** , Section **XII**).

6°. Les ſignes des excrétions extraordinaires de la ſeconde eſpèce,
ſont des évacuations qui, habituellement, périodiquement ou erratiquement, dans des individus qui, d'ailleurs, paroiſſent en ſanté, ſe font par
les organes excrétoires , mais qui ſont
d'une qualité différente , ou en plus
grande quantité , que les excrétions
naturelles (§§. 444 , art. 4 , & depuis
le §. 499 , juſqu'au §. 506).

Les ſignes des excrétions extraordinaires de la quatrième eſpèce, ſont
des évacuations, ſoit par les organes
excrétoires , ſoit par des parties dont
il ne doit rien ſortir , qui ont lieu
périodiquement ou erratiquement dans
des individus qui, d'ailleurs, ne paroiſſent pas malades , & qui ſont très-
différentes de ce qui doit être expulſé
du corps (§. 444 , art. 5 , §. 517
& 518).

Si ces excrétions extraordinaires
n'ont paru que depuis que la maladie

ci-deſſus , eſt déclarée ; ou elles ſont
les effets de la cauſe de cette maladie,
qui , dans ce cas , eſt produite par
quelqu'une des autres cauſes déſignées
dans ce §. ; ou elles ſont une complication dans cette maladie. Si l'individu étoit ſujet à l'une de ces excrétions extraordinaires ; ſi , depuis
quelque tems , avant ſa maladie, cette
excrétion extraordinaire a été diminuée ou ſupprimée ; & ſi , dans cet
individu , on n'aperçoit aucune des
autres cauſes déſignées dans ce § ; il y
a lieu de juger que cette maladie eſt
cauſée par la diminution ou la ſuppreſſion de l'excrétion extraordinaire;
dans ce cas , il faut adminiſtrer les
traitemens preſcrits pour rétablir ou
pour ſuppléer l'excrétion extraordinaire , relativement à la cauſe qui la
produiſoit.

Les diverſes cauſes des excrétions
extraordinaires de la ſeconde eſpèce,
ſont décrites (§. 510). Les traitemens
de ces excrétions extraordinaires, ſont
preſcrits (§. 606). Les traitemens de
la diminution & de la ſuppreſſion de
ces excrétions extraordinaires , relativement à leurs diverſes cauſes , &
aux divers effets qui réſultent de ces

fuppreſſions , font preſcrits (depuis le §. 608 , juſqu'au §. 629).

Les cauſes des excrétions extraordinaires de la troiſième & quatrième eſpèces, font décrites (§§ 517, 518 & 641 *bis*); les traitemens de leur diminution & de leur fuppreſſion , fon preſcrits (depuis le §. 630, juſqu'au §.642).

Les cauſes des excrétions extraordinaires , particulières au fexe , font décrites (Claſſe VII, Section III.) Les traitemens de la fuppreſſion des excrétions extraordinaires , particulières au fexe, & relativement aux diverſes cauſes de ces excrétions , relativement aux divers effets que produiſent cette diminution & cette fuppreſſion , font preſcrits (Claſſe VII, Section XIV).

7°. Les ſignes d'obſtructions font différens, eu égard aux diverſes qualités des humeurs des individus.

Dans les individus qui ont les humeurs épaiſſes , les ſignes d'obſtructions font 1°, le teint conſtamment pâle , blême & tirant ſur le jaune ; 2°. le malade eſt moins diſpos , moins actif , & toutes ſes fonctions ſe font avec un ſentiment de moins bien-être ; 3°. la bouche eſt pâteuſe , la ſalive épaiſſe & la langue chargée le matin à jeun ; 4°. le genre de vie habituel du malade, qui épaissit les humeurs & diminue le ton des vaisseaux, tel que celui (§. 248) : 5°. les autres signes (§. 266, 267, & depuis le §. 336 jusqu'à 340).

Dans les individus qui ont les humeurs âcres, les signes d'obstructions sont 1°, le teint constamment pâle, blême tirant un peu sur le jaune; 2°, le malade, est moins dispos, moins actif & fait ses fonctions avec un sentiment de moins bien-être; 3°, la bouche, la gorge séches, chaudes & âcres, & la langue d'un rouge brun le matin à jeun : 4°. le genre de vie habituel de l'individu, qui produit l'âcreté des humeurs & la tension des fibres, tel que le genre de vie (§. 280) ; 5°. les autres signes d'obstructions (§§. 288, 289, 290).

Si les signes d'obstructions ci-dessus, existoient quelque tems avant que la maladie ci-dessus ne se fût déclarée, & si on n'aperçoit aucun des signes des autres causes désignées dans ce paragraphe; il y a lieu de juger que cette maladie est causée par ces obstructions qui menacent d'inflammation : il faut au plutôt, pour l'indi-

vidu qui a les humeurs épaiſſes, adminiſtrer celui des traitemens preſcrits
(depuis le §. 336 juſqu'au 340) qui
convient à l'état des obſtructions dont
l'individu eſt atteint. A l'égard des
obſtructions de l'individu qui a les humeurs âcres, il faut les traitemens (§.
363 & 364).

8°. Les ſignes d'un des virus erratiques qui ne s'eſt jamais manifeſté à
l'habitude du corps, ſont des douleurs vagues & paſſagères qui ont lieu,
tantôt dans la tête, tantôt dans la poitrine, tantôt dans le bas-ventre, tantôt
dans les membres ; ou tantôt des bou-
tons à l'habitude du corps, tantôt
des éryſipèles, tantôt des clous, tantôt des hémorroïdes, tantôt une toux
ſéche, tantôt une toux avec expectoration de matières épaiſſes, ou de
matières âcres, ſalées & picotantes ;
tantôt des urines rougeâtres qui cauſent de la cuiſſon au paſſage ; tantôt
la diarrhée, & les autres ſignes (§§.
416 & 613, art. 1). Ces douleurs
vagues, ces éruptions & autres indiſpoſitions ſont paſſagères, ſe ſuccèdent ſouvent les unes aux autres ; & ces
indiſpoſitions ont ſouvent lieu dans
des individus qui ne commettent ni

abus, ni excès, qui n'ont été exposés à aucune cause de maladie ; &
qui, à ces indispositions près, font
bien toutes leurs fonctions, ont bon
teint, & paroissent robustes.

Si, pendant quelque tems, avant
que la maladie ci-dessus se soit déclarée, l'individu éprouvoit, fréquemment, quelques-uns de ces signes
qui annoncent un virus erratique, qui
agit dans l'intérieur ; si, pendant quelques jours, avant la maladie, l'individu n'a éprouvé aucun de ces
signes, excepté l'une des douleurs auxquelles il étoit sujet passagèrement,
soit dans la tête, soit dans la poitrine,
soit dans le bas-ventre ; mais qui est
devenue constante & plus vive qu'à l'ordinaire, & à laquelle s'est jointe la
fréquence du pouls ; il y a lieu de
juger, si on n'aperçoit aucun signe
des autres causes désignées dans ce
paragraphe, que cette maladie est causée par l'un des virus erratiques, qui
ne s'est jamais manifesté à l'habitude
du corps, & qui, dans ce moment,
s'est déposé fixement sur des organes
intérieurs. Pour prévenir l'inflammation & les suites, que ce virus pourroit causer, il faut, au plutôt, adminiftrer

niftrer le traitement (§. 613) pour
arrêter les progrès de ce virus dans
l'intérieur , & pour l'attirer à l'habitude du corps.

9°. Les fignes extérieurs de la
goutte , du rhumatifme , & des dartres , font connus de tout le monde.
Si, avant la maladie ci deffus, l'individu
éprouvoit , de tems en tems, à l'habitude du corps, des attaques de l'un
de ces virus erratiques ; fi , depuis
quelque tems , avant cette maladie ,
il n'a eu aucune de ces attaques ;
ou fi quelques jours , ou même quelques heures , avant que cette maladie fe foit déclarée , il effuyoit une
de ces attaques ; & fi , à mefure que
l'attaque a ceffé , la douleur a commencé & s'eft accrue à un degré plus
ou moins violent , & eft devenue
conftante ; & fi, enfin, la fièvre (§.
653) s'y eft jointe ; il y a lieu de juger , fi on n'aperçoit aucun figne
des autres caufes défignées dans ce
paragraphe, que le virus qui, autre-
fois , agiffoit à l'extérieur , s'étant
porté , dans ce moment, dans l'intérieur, il eft caufe de la maladie ci-
deffus. Pour prévenir l'inflammation
grave (§. 284) que ce virus pour-

Tome IX.   G

roit causer dans l'intérieur , il faut se hâter d'employer les moyens qui sont indiqués (§. 614 , art. 2) pour empêcher l'action ultérieure de ce virus ; & pour l'attirer à l'habitude du corps ; & en même tems , on administrera celui des traitemens (§. 355) qui convient aux viscères , dans lequel l'inflammation commence ou est déja formée.

10°. Les signes de chacun des autres virus, sont décrits (Classe XXIII), & dans cette même Classe , on prescrit les divers traitemens qui conviennent à chacun de ces virus , suivant les divers effets qu'ils produisent. Nous ne parlons ici de ces virus que parce qu'ils causent , quelquefois , une maladie pareille à celle ci-dessus. Par exemple, la rougeole & la petite vérole causent quelquefois , dans l'appareil , c'est-à-dire, avant l'éruption, une douleur plus ou moins vive dans la tête , quelquefois dans la poitrine ou dans le bas-ventre , & la fréquence du pouls ; quelquefois , dans le commencement de l'action de ce virus , il n'y a que ces deux symptômes, c'est-à-dire, la douleur & la fréquence du pouls ; & on n'aperçoit

aucun signe des autres causes désignées dans les autres articles de ce §;
de sorte que ces deux virus, n'ayant
point, avant l'éruption, de signes qui
leur soient propres, le Médecin ne
connoît pas encore la cause de la maladie ; alors le Médecin doit se conformer aux règles de l'indication miti-
gatoire (§. 147), qui prescrivent
ce qu'on doit faire dans les maladies
dont on ne connoît pas la cause.

Lorsque l'éruption de l'un ou l'autre de ces virus se fera ; on administrera le traitement qui leur convient &
qui est prescrit (Classe XXIII, Section
de la petite vérole & de la rougeole).

Si, avant la maladie dont est question dans ce §, l'individu avoit la
gale, qui a été répercutée par quelque accident, ou par des drogues ré-
percussives ; si, dans l'individu, on n'a-
perçoit aucun signe des autres causes
décrites dans ce §; il y a lieu de
juger que c'est la gale répercutée, qui,
agissant dans l'intérieur, cause la douleur constante & la fièvre. Dans ce cas,
il faut employer ce qui est prescrit
pour la gale rentrée ou répercutée
(§. 606 , art. 7).

Si un empirique a arrêté une gonor-

rhée par des injections aſtringentes ;
ou ſi, dès le commencement que des
bubons vénériens paroiſſoient, il a
appliqué des répercuſſifs ; ſouvent il
réſulte de ces mauvais traitemens,
une maladie pareille à celle dont on
traite dans ce §. Dès-lors, on doit
avoir recours aux demi-bains, pendant
ſept ou huit heures par jour, à la ſaignée, qu'on réitérera toutes les quatre
ou cinq heures, & à des tiſanes diurétiques & anti-phlogiſtiques, & à la
diète ténue ; on continuera ce traitement, juſqu'à ce que les menaces
d'inflammation interne ſoient diſſipées ;
dès lors, on adminiſtrera les remèdes
preſcrits contre le virus vénérien
(Claſſe XXXIII).

Les gens attaqués du virus ſcro-
phuleux, ou du virus ſcorbutique,
ou du virus cancereux, eſſuient quelquefois, des maladies pareilles à celles ci-deſſus ; ſi ces individus n'ont
commis ni abus, ni excès ; s'ils n'ont
aucun ſigne des autres cauſes décrites
dans ce § ; ſi enfin on ne voit en eux
d'autres cauſes de maladie que l'un ou
l'autre de ces virus ; on ne doit rien
changer aux traitemens qui ſont preſcrits contre ces virus (Claſſe XIII).

11°. Les impreſſions des cauſes ex-

ternes qui donnent lieu à des inflammations internes, ſont les plaies pénétrantes, ſoit dans la tête, ſoit dans la
poitrine, ſoit dans le bas-ventre ; de
violentes contuſions qui ont offenſé ces
parties internes ; & des poiſons âcres,
& corroſifs. Les traitemens des impreſſions des cauſes externes ſont
preſcrits (Claſſe XXII).

12°. Il eſt rare que dans la maladie
ci-deſſus, ſur-tout dans les gens au-
deſſus de trente ans, il n'y ait une
réunion (§. 65) de quelques unes, &
même de pluſieurs des cauſes décrites
dans ce §., & que quelqu'un des virus erratiques ou autres, ne ſoit
joint à quelqu'une des autres cauſes ; & il arrive, quelquefois, que les
cauſes externes font auſſi partie de
ces diverſes cauſes. Le jeune Médecin
a beſoin de toute ſon attention pour
diſtinguer les cauſes qui ſont réunies,
& de toute ſa prudence pour adminiſtrer les remèdes convenables à la
cauſe la plus grave, ſans irriter &
ſans augmenter l'action des autres cauſes qui, par-là, pourroient devenir
auſſi dangereuſes que la première. Pour
remplir ces deux objets, le jeune
Médecin ſe conformera à ce qui eſt

prescrit (§. 667, art. 2, 3, 4 & 5).

670 Si, dans la maladie (§. 669), soit que les secours aient été administrés trop tard, soit que les causes fussent à un très-haut degré, on n'a pas pu prévenir l'inflammation, ni en procurer la résolution; il s'ensuit, ou la suppuration, ou la gangrène, ou l'induration. On reconnoîtra celle de ces suites de l'inflammation qui aura lieu, par l'explication qui est donnée (§. 95), sur les manières dont se termine l'inflammation. Selon les différentes manières dont se termine l'inflammation, le pouls acquiert différens changemens; si l'inflammation se termine par la résolution; à mesure que quelques vaisseaux engorgés se débarrassent, la chaleur & la douleur dans la partie enflammée diminuent; le pouls, peu-à-peu, devient moins vif & moins fréquent; ensuite il a toutes les qualités du pouls naturel (§. 647); enfin il devient plus lent, plus rare, plus petit & plus foible qu'il ne l'est en santé. Ce dernier état du pouls, joint à la cessation de la chaleur, & de tout sentiment de mal-aise & de gêne dans la partie qui étoit enflammée, annonce que la résolution est

parfaite , & que la partie qui a été
enflammée , eft faine.

Si l'inflammation fe termine par
l'induration , (ce qui arrive quelquefois dans les individus qui ont les
humeurs épaiffes , & en qui la chaleur,
la douleur de l'inflammation , & la
fréquence du pouls n'étoient pas à un
haut degré) peu à peu , la chaleur &
la douleur dimininuent ainfi que la
fréquence du poul ; enfin la douleur
ceffe totalement , & le pouls revient
à fon état naturel.

On ne découvre qu'avec le tems ,
comme il eft dit (§. 95) , qu'une
inflammation fe termine par l'induration. Cependant, ordinairement, lorfque l'inflammation fe termine par l'induration , quoique le malade ne reffente
plus de douleur , & qu'il n'ait plus
de fièvre , il ne paroît pas être dans
une convalefcence parfaite ; fa falive
eft épaiffe , fa langue n'eft pas ver-
meille , elle eft même un peu blan-
châtre , fon appétit n'eft pas très vif ;
& quoiqu'il reprenne , peu-à-peu , les
forces & l'embonpoint qu'il avoit avant
l'inflammation ; fon teint n'eft pas fi
bon , il eft pâle & blême , & un peu
tirant fur le jaune. Dès que le Médecin

aperçoit ces signes, qui sont ceux des obstructions commençantes, il doit ordonner le traitement (depuis le §. 336, jusqu'au §. 340).

L'inflammation se termine souvent par la gangrène, lorsqu'elle est causée par des humeurs très-âcres (§. 282) ou par des virus erratiques. On connoît que l'inflammation se termine par la gangrène, lorsque la chaleur & la douleur ayant été toujours en augmentant jusqu'à l'extrême, & que la fréquence du pouls, ayant toujours été en augmentant, jusqu'à ce qu'il ait été extrêmement serré, la douleur & la chaleur cessent presque tout-à-coup ; & presque tout-à-coup, le pouls devient inégal, irrégulier intermittent ; enfin il devient très-petit & très-foible, les extrémités se refroidissent, la poitrine s'engorge, le malade est en délire, il perd tous ses sens : il va périr.

On connoît qu'une inflammation interne, qui a une grande étendue, se termine par la suppuration, lorsque la douleur, la chaleur, & les élancemens, qui étoient à un haut degré, diminuent peu-à-peu, & cessent totalement, & que la fréquence du

pouls, qui étoit aussi à un haut degré, diminue aussi peu-à-peu, mais
ne cesse pas totalement. Il y a d'autres signes (§. 195) qui annoncent
que les grandes inflammations internes sont terminées par la suppuration.

Il y a beaucoup d'inflammations
internes qui, ayant peu d'étendue &
ayant leur siége dans des viscères peu
sensibles, ne causent ni douleurs, ni
chaleurs notables, ni la fréquence du
pouls notable, & qui se terminent par
la suppuration. Telles sont les suppurations (§. 285, art. 3, 4, 5 & 6),
ces petites suppurations qui ont lieu
dans les viscères, n'ont point, la plû-
part du tems, dans leur commencement, de signes qui leur soient propres & particuliers : ce n'est que par
la suite qu'il se déclare un peu de fréquence dans le pouls, qui, peu à peu,
va toujours en augmentant, & que les
fonctions des viscères dans lesquels il
y a de la suppuration, commencent
à être lésées notablement, & ces lésions vont toujours en augmentant ;
peu à peu, les forces diminuent, peu
à peu, la maigreur augmente. On
nomme ces maladies fièvres lentes.

G 5

Lorsqu'on aperçoit du pus, soit par l'expectoration, soit par les déjections, on les nomme fièvres lentes symptomatiques.

Les traitemens des suppurations internes, soit que le pus se manifeste par l'expectoration ou par les déjections, soit qu'il se manifeste sous les tégumens, soit qu'il reste dans les voies de la circulation, & qu'il cause des fièvres lentes symptomatiques, sont prescrits (§. 360).

Les traitemens de la pulmonie dans ses divers degrés, & des autres fièvres lentes symptomatiques dans leurs divers degrés, & relativement à la diverse qualité des humeurs des individus, sont prescrits (§. 354).

Les traitemens des fièvres lentes symptomatiques qui sont causées par des virus (§. 375) sont prescrits Classe XXIII.

Les traitemens des suppurations internes & des fièvres lentes symptomatiques qui sont causées, soit par des suppressions de règles, soit par des suppressions de vidanges, soit par des métastases du lait, soit par la suppression totale des règles dans l'âge critique, sont prescrits (Classe VII, Sections VII, VIII, X, XI, XII & XIII).

Les traitemens des suppurations internes & des fièvres lentes symptomatiques qui sont causées par la suppression de quelqu'une des excrétions extraordinaires de la seconde & quatrième espèces, sont prescrits (Classe VII, Sections XV & XVI).

671. Lorsqu'un individu éprouve à l'habitude du corps une tumeur circonscrite ou non circonscrite, dans laquelle il ressent une douleur constante plus ou moins vive, & qu'en même tems, il a le pouls plus fréquent que dans l'état naturel ; cet individu a la fièvre.

Le Médecin doit d'abord juger que dans cette partie tuméfiée, il y a des vaisseaux engorgés, trop pleins, trop dilatés & tiraillés, & que les nerfs, les membranes & les aponévroses sont tiraillés & distendus ; il doit juger que la cause de cette tumeur est grave puisqu'elle produit une douleur constante, & la fréquence du pouls. Ensuite, il doit juger que, soit que cette tumeur soit rouge, soit qu'elle ne change pas la couleur de la peau, il y a menace d'inflammation. Si la dou-

leur & la chaleur ne font pas très-
vives; si la fréquence du pouls n'est
pas à un très-haut degré; il y a menace d'une inflammation de la première ou deuxième espèce (§. 284); mais
si la douleur est très-violente , si la
chaleur est brûlante , si le pouls est
extrêmement fréquent & serré, il y a
menace d'une inflammation de la troisième ou de la quatrième espèce (§.
284).

Il n'y a pas lieu de douter que
cette tumeur ne soit produite par l'une
ou l'autre, ou par plusieurs des causes
qui sont désignées dans les articles (§.
669). Le Médecin reconnoîtra la cause
ou les causes, par les signes qui sont
décrits dans les articles (§. 669)...

Quoique cette maladie soit souvent
produite par les mêmes causes internes que la maladie (§. 669); elle est
moins redoutable que celle-là, attendu
qu'il est bien plus facile de remédier
aux inflammations, aux suppurations,
aux indurations & aux gangrènes externes, qu'aux internes; & que la tumeur externe annonce que dans l'individu, les vaisseaux des viscères, sont
plus forts, plus élastiques & moins
susceptibles d'engorgemens inflamma-

toires que ceux de la partie de l'habitude du corps qui eſt enflammée.

Cependant, la cauſe qui donne lieu à
cette tumeur externe, produiſant, en
même tems, la fréquence du pouls ;
cette maladie exige d'autant plus de
ſoins, que la cauſe qui, dès le commencement de ſon action, a produit à
l'habitude du corps, ou un éryſipèle,
ou un clou, ou un phlegmon, ou un
charbon, peut, dans peu de tems,
produire dans quelques uns des viſcères les moins forts, de pareilles tumeurs. Ces événemens ſont d'autant
plus à craindre, que la cauſe paroît à
un haut degré, & que le pouls eſt plus
fréquent.

Quand même, dans le commencement de la maladie, la cauſe qui s'annonce par l'un des ſignes décrits dans
l'un des articles (ſ. 669), ne paroîtroit qu'à un degré médiocre ; quand
même, la douleur & la chaleur ne ſe-
roient pas très-vives ; quand même,
la fréquence du pouls ne ſeroit pas
très-conſidérable ; on n'a point de raiſons pour être perſuadé que la cauſe
n'eſt pas à un plus haut degré qu'elle
ne le paroît, dans le commencement
de ſon action ; on n'a point de raiſons

pour être persuadé que la chaleur &
la douleur ne deviendront pas très-
violentes ; on n'a point de raisons
pour être persuadé que la fréqnence
du pouls ne deviendra pas extrême.
En conséquence, la prudence exige,
qu'au plutôt, on administre le traitement qui convient à la cause.

Ainsi 1°. si le malade a les signes de
la trop grande quantité d'humeurs (§.
669 , art. 1), on administrera le traitement (§§. 348 & 349).

2°. Si le malade a les signes d'humeurs épaisses (§. 669, art. 2), il faut
le traitement (§. 330).

3°. Si le malade a les signes des sucs
âcres (§. 669 , art. 3), il faut le traitement (§. 355 , art. 9).

4°. Si le malade a les signes de laquelle que ce soit , des autres causes
désignées dans les autres articles (§.
669), il faut administrer le traitement
qui est indiqué (§. 669) contre cette
cause.

5°. Si le malade a les signes de
plusieurs de ces causes réunies ; il faut,
en même-tems, s'il est possible , administrer les divers traitemens qui
conviennent à chacune des causes ; si
l'une des causes réunies est à un très-

haut degré, & fi les traitemens qui conviennent aux autres caufes, font contre-indiqués par la caufe la plus violente ; il faut commencer par employer les remèdes qui conviennent à cette caufe la plus violente ; & enfuite on remédiera aux autres caufes, en fe conformant à ce qui eft prefcrit à l'égard des indications & contre-indications (depuis le §. 138, jufqu'au §. 149).

Indépendamment des remèdes indiqués ci-deffus, contre la caufe de la maladie, on emploiera, pour ces tumeurs, les topiques & les fecours de la Chirurgie, de la manière prefcrite (Claffe XXI).

Il y a des douleurs ou fenfations 672 défagréables qui ont lieu dans différentes parties du corps, & quelquefois par-tout le corps, qui font beaucoup moins pénibles, & beaucoup moins violentes que celles qui annoncent, foit des inflammations internes, foit des inflammations externes, dont nous venons de parler dans les deux paragraphes précédens ; telles font les douleurs ou fenfations défagréables que les malades expriment, en difant : *J'ai la tête pefante, lourde,*

embarraſſée ; je ne me ſens pas capable
depenſer, de réfléchir ; je dors beaucoup, & je voudrois toujours dormir......
Je ſens dans la poitrine, ou dans le
bas-ventre, une gêne ou un embarras,
que je ne peux pas nommer douleur ; mais
qui m'eſt pénible..... ; je reſſens un
mal-aiſe dans telle partie, ou dans tout
mon corps ; je trouve mes membres pé-
ſans, lourds, & point agiles à leur
ordinaire ; je me trouve très-fatigué, &
plus que ſi j'euſſe beaucoup marché,
courru, ou porté, pendant long-tems
de très-grands fardeaux, quoique je n'aie
pas bougé de mon fauteuil, ou de mon
lit, & quoique mon eſprit fût également
en repos.... Je ſuis auprès de mon feu,
ou dans mon lit, bien couvert ; il ne
fait pas froid, & cependant j'ai froid,
je ſens du froid dans l'intérieur, je ſens
du froid à l'extérieur, aux pieds, aux
mains, dans les reins, à la tête, &c.
Cependant ceux qui me touchent, trouvent que j'ai chaud.... ; je ſens que j'ai
fort chaud par-tout le corps ; cependant
ceux qui me touchent, & diſent n'avoir
pas chaud, trouvent que j'ai moins chaud
qu'eux.... Je ſens que j'ai chaud ſeulement
dans l'intérieur de la tête, ou ſeulement,
dans l'intérieur de la poitrine, ou ſeule-

ment dans le ventre, ou feulement dans
quelqu'un des membres.... Je fens quelque chofe qui me paroît fec, foit dans
la bouche, foit dans la gorge, foit dans
la poitrin., foit dans l'eftomac, foit dans
la tête, foit dans le ventre, foit dans
les membres ; j'ai conftamment une foif,
qui fans être violente, m'eft pénible.....
Je fens une grande humidité & un frais
extraordinaire dans la bouche, dans la
gorge, dans la poitrine, dans le ventre, &c. Je me trouve moins actif,
moins capable de penfer, de méditer &
de parler, qu'à mon ordinaire...; je me
trouve trifte fans aucun fujet, je me
trouve rêveur fans fonger à rien...; je
me trouve agité, inquiet; l'inaction m'eft
à charge; je voudrois être toujours en
mouvement : il me femble que mon fang
pétille ; je change à tout moment de
place, je n'en trouve aucune qui me
plaife, & où je me fente tranquille ;
je ne puis dormir, ni être en repos ...;
j'ai la bouche mauvaife, je la trouve
miellée ou fucrée, ou j'ai quelque goût
extraordinaire ...; j'ai la bouche sèche,
je n'ai point de falive...; j'ai la bouche toujours remplie d'eau fade ou infipide. ...; j'ai la bouche & la gorge

chaudes, sèches & âcres...; *je n'ai pas mon appétit ordinaire, &c.*

Lorsqu'un individu éprouve constamment quelqu'une ou plusieurs de ces sensations désagréables; ou lorsque, sans intervalle, il éprouve, successivement, l'une ou l'autre, ou plusieurs de ces sensations, & qu'en même tems, il a, constamment, le pouls plus fréquent que dans son état naturel; cet individu a la fièvre. Quoique ces sensations soient peu incommodes, quoique la fréquence du pouls, soit à un degré très-médiocre, quoique le malade dise qu'il peut manger & boire, à-peu-près à son ordinaire, & qu'il peut vaquer à ses affaires; il a la fièvre. Il n'y a aucun moyen d'être assuré que la plus légère fièvre, qui se déclare, n'est pas un commencement de maladie très-grave; l'observation apprend que beaucoup d'individus, qui n'avoient d'autre indisposition qu'une lassitude & le pouls fréquent, ou, de tems en tems, de petits frissons & le pouls fréquent; ou une diminution d'appétit & le pouls fréquent; ou la bouche pâteuse & le pouls fréquent; ou la bouche

& la gorge sèches, un peu de
foif & le pouls fréquent, &c. qui
ayant refufé de s'affujettir à l'ordonnance du Médecin, & ayant voulu
fuivre leur genre de vie ordinaire,
ont été atteints, dans peu de jours,
de maladies très-graves, qui ont été
funeftes pour plufieurs.

L'obfervation apprend que, tandis
que ces petites fièvres font devenues
mortelles, dans des individus robuftes, qui n'ont pas voulu s'affujettir à
l'ordonnance du Médecin ; d'autres
petites fièvres, pareilles en tout à ces
premières, dans des individus qui fe
trouvoient dans des circonftances pareilles, en tout, à celles où étoient
ces premiers individus, ont été guéries
dans peu de jours, dans ces derniers
individus, qui ont fuivi exactement
l'ordonnance du Médecin.

L'obfervation apprend que des petites fièvres qui, le premier jour, ont
paru, même aux yeux des Médecins
les plus éclairés, être fans danger,
ont eu, dès le lendemain, des fymptômes, que ces mêmes Médecins ont
jugé mortels.

La Médecine n'a donc point de règle
affurée, pour favoir ce que deviendra

une fièvre qui commence, si petite qu'elle soit : elle n'a point de règle pour savoir si cette fièvre sera guérie par les seules ressources de la nature, ou s'il sera nécessaire d'employer tous les secours de l'art ; elle n'a point de de règles pour savoir si elle cédera facilement & promptement aux remèdes, ou si elle s'accroîtra au point que tous les remèdes n'auront aucun succès.

Mais la Médecine a des principes certains, fondés sur des connoissances de faits, d'Anatomie, de Physiologie, de Pathologie, sur des observations constantes & certaines de Séméiotique, d'Hygiène & de la Thérapeutique, elle a des règles assurées dans sa pratique, (depuis le §. 133 jusqu'au §. 150), d'après lesquelles elle trace les procédés que l'expérience a confirmé devoir être suivis, soit pour guérir aussi promptement, aussi sûrement & aussi souvent que la nature humaine le comporte ; soit pour adoucir & pallier les maux qui ne sont pas susceptibles de guérison, & pour en empêcher les progrès.

Quelque petite que soit une fièvre dans son commencement ; par exem-

ple , ſi le malade n'a d'autres ſymptômes que de la laſſitude & le pouls plus
fréquent qu'à l'ordinaire ; le jeune
Médecin ſeroit très-imprudent, s'il reſ-
toit ſpectateur oiſif , dans l'eſpérance
que les reſſources ſeules de la nature ,
& la vigoureuſe conſtitution de l'individu ſuffiroient pour diſſiper cette maladie. Il doit , d'abord , rechercher la
cauſe de cette petite fièvre ; s'il ne la
découvre pas à ſa première viſite, ce
qui arrive ſouvent , il doit ſuivre le
procédé de traitement (§. 147) tracé
à l'égard des maladies dont on ne connoît pas la cauſe. Le plus communément , en adminiſtrant ce traitement ,
il ne tardera pas à découvrir la cauſe
qui eſt toujours, ou l'une de celles
qui ſont déſignées dans les articles (§.
669), ou quelqu'un des abus , ou la
mauvaiſe qualité des ſix choſes non
naturelles , ou quelques excès. Quoique ces dernières cauſes ne ſoient pas
habituelles , elles produiſent ſouvent
de petites fièvres dans des individus
de bonne conſtitution, & il n'eſt pas
rare qu'elles produiſent de grands
accidens dans des individus , qui
ſont d'une mauvaiſe conſtitution , &

dans ceux qui sont en mauvaise disposition.

Que le jeune Médecin ne perde jamais de vue que la même espèce de
cause (§. 247), produit divers effets
& des maladies plus ou moins graves,
relativement aux diverses constitutions
des individus, & relativement à leurs
diverses dispositions.

Par exemple, les humeurs grossières & épaisses, qui sont le résultat des
abus & des excès (§. 248), en raison
des différentes dispositions de vingt
individus, causent vingt espèces principales de maladies décrites (depuis le
§. 249, jusqu'au §. 277) : & ces humeurs épaisses, en raison de dispositions
moins mauvaises dans un très-grand
nombre d'autres individus, causent un
très-grand nombre d'autres maladies
qui sont à des degrés moindres que les
espèces principales. Les humeurs âcres
qui sont les résultats des abus & excès
(§. 280), en raison de différentes
indispositions de dix-sept individus,
causent dix-sept espèces de maladies
principales décrites (depuis le §. 281,
jusqu'au §. 300), & ces humeurs âcres,
en raison de dispositions moins mau-

vaiſes , dans un très-grand nombre d'autres individus , cauſent un très-grand nombre d'autres maladies analogues aux eſpèces principales , & qui ſont moindres.

Il en eſt de même du manque de ſucs (Claſſe V , Section IV) , ainſi que de la ſurabondance des ſéroſités (Claſſe V , Section VI). Nous avons déja vu que les diverſes léſions des fonctions produiſent divers effets & diverſes maladies , en raiſon des diverſes conſtitutions & des diverſes diſpoſitions. Nous verrons que chaque virus & chaque impreſſion des cauſes externes , produiſent divers maux , relativement aux diverſes diſpoſitions & aux diverſes conſtitutions des individus. Il en eſt ainſi de toutes les autres cauſes de maladie.

Relativement à ce que deviendra la maladie ci-deſſus , qui n'a commencé que par une petite fièvre , & relativement à la cauſe que le Médecin aura reconnue , il procèdera au traitement , de la manière preſcrite dans les articles ſuivans : 1°. Si la petite fièvre ci-deſſus , qui n'a commencé que par de la laſſitude , & un peu de fréquence dans le pouls , va toujours en augmentant peu à peu, de manière que la laſſitude ſoit plus grande & le pouls fréquent, & qu'il y ait une douleur dans la tête, & qu'il y ait de la ſoif, ſans qu'aucun de ces ſymptômes ſoit à un haut degré; & ſi, enſuite, tous ces ſymptômes vont toujours en déclinant, & enfin ceſſent totalement dans l'eſpace de vingt-quatre à quarante-huit heures, par le moyen de la diète, des boiſſons & des lavemens (§. 147); il y a lieu de juger que c'étoit une fièvre éphémère, qui étoit cauſée par quelqu'un des abus ou excès (§§. 179 ou 182 ou 185 ou 188 ou 248 ou 280). On ſaura du malade, quels ſont les abus & excès auxquels il s'eſt livré. Si on apprend que les abus & excès ont été portés à un haut degré; ou ſi on reconnoît que ces abus & excès ont produit quelque altération dans les humeurs ; quand même l'individu diroit qu'il ſe porte bien, & qu'il a bon appétit; il faut lui ordonner ce qui convient pour réparer le mal que les abus & excès ont cauſé. On connoîtra le mal, par les ſignes de l'état de la bouche (§. 178, ou 181, ou 184, ou 189). Relativement à celui de ces ſignes qui exiſtera, on adminiſtrera celui des

traitemens

traitemens prefcrits (dans celui des quatre articles du §. 198) qui convient au vice des humeurs dont on aperçoit les fignes.

Si l'individu n'avoit commis que des abus ou excès paffagers ; fi la fièvre éphémère, étant diffipée, il ne refte à l'individu aucun figne d'indifpofition, & s'il eft de bonne conftitution ; il y aura lieu de juger que la diète & la fièvre éphémère, ont détruit l'altération des humeurs que les abus & les excès avoient caufée ; dans ce cas, on fe bornera à confeiller un genre de vie falubre, & d'éviter les abus & excès auxquels on s'étoit livré.

Si l'individu eft d'une mauvaife conftitution ; on lui ordonnera celui des régimes (depuis le §. 404, jufqu'au §. 417), qui convient à fa conftitution. S'il eft fujet à quelqu'une des excrétions extraordinaires de la feconde efpèce ; on lui ordonnera ce qui convient à l'égard de cette excrétion extraordinaire, & qui eft prefcrit (§. 606) : s'il eft fujet à quelqu'une des excrétions extraordinaires de la quatrième efpèce ; on lui ordonnera le régime prefcrit Claffe VII, Section

Tome IX.   H

XVI , pour l'excrétion extraordinaire à laquelle il est sujet.

2°. Si, dans le cours de la petite fièvre ci-dessus, qui a commencé de la manière (art. 1), il y a eu un frisson plus ou moins considérable ; si, après le frisson, la fréquence du pouls a beaucoup augmenté, & s'il y a eu un chaud plus ou moins grand; quand même cette fièvre cesseroit totalement au bout de dix-huit ou vingt heures, un peu plutôt ou un peu plus tard ; & quand même l'individu diroit qu'il ne ressent aucun mal, que même il se trouve très-bien, & qu'il a grand appétit ; on ne doit pas lui permettre de reprendre les alimens solides. Le frisson (§. 52 , art. 13) qu'il a eu, & la fréquence du pouls, qui a augmenté après le frisson, annoncent que ce sont des humeurs épaisses & grossières, qui sont la cause de la maladie, & que vraisemblablement la fièvre aura des retours. En conséquence, il faut ordonner au malade de continuer la diète & la copieuse boisson ; & s'il revient un accès, ce sera une fièvre intermittente §. 251), pour laquelle il faudra le traitement (§. 321).

3°. Si , dans le cours de cette petite fièvre qui a commencé de la manière (art. 1) , la bouche devient très-mauvaiſe , la langue très-chargée ; s'il ſurvient des vomiſſemens , des diarrhées (§. 249 ; il faut le traitement (§. 319) , qu'on continuera juſqu'à ce que la fièvre & tous les ſymptômes ci-deſſus ſoient ceſſés.

4°. Si, dans le cours de cette petite fièvre , qui a commencé de la manière (art. 1) , il ſurvient, de tems en tems, des douleurs vives dans le bas-ventre, avec des beſoins fréquens d'aller à la ſelle , pour rendre des glaires plus ou moins enſanglantées , & peu d'autres matières ; c'eſt une dyſſenterie (§. 293) , pour laquelle il faut le traitement (§. 366).

5°. Si , dans le cours de cette petite fièvre qui a commencé de la manière (art 1.) , la langue ſe charge, la bouche devient mauvaiſe ; s'il ſurvient de la toux , avec une expectoration de matières épaiſſes ; c'eſt un catarre (§. 250) ; il faut le traitement (§. 320).

6°. Si , dans le cours de cette petite fièvre (art. 1) , la bouche devient ſèche , chaude & âcre ; ſi le malade est agité, s'il dort peu, s'il a soif, s'il a une toux sèche ; ce sont les signes d'une maladie de la V Classe, Section III, qui commence (§. 352); il faut le traitement (§. 198, art. 4). Si, dans le cours de ce traitement, il se manifeste telle ou telle maladie, de la Classe V, Section III ; il faut administrer le traitement qui est prescrit contre cette maladie, Classe V, Section VII.

7°. Si, dans le cours de cette petite fièvre (art. 1) le malade se plaint d'avoir la bouche remplie d'eau fade, d'avoir des nausées de sérosités fades, d'être obligé de cracher à tout moment, s'il n'a nul appétit ; il a les signes d'une maladie de la V Classe, Section V ; qui commence (§. 309), il faut le traitement (§. 198, art. 2). Si dans les commencemens de ce traitement, on découvre quelqu'une des maladies, Classe V, Section V ; il faut administrer le traitement approprié à cette maladie, & qui est prescrit Classe V, Section V.

8°. Si dans le cours de cette petite fièvre, qui a commencé de la manière (art. 1), il survient un frisson plus ou moins violent, & qui dure

plus ou moins de temps ; ſi, après ce
friſſon, il y a un chaud plus ou moins
conſidérable, qui dure plus ou moins
de temps, durant lequel le pouls eſt
plus fort, plus gros & plus fréquent
qu'il n'étoit au commencement de la
maladie ; ſi, après que ce chaud eſt
paſſé, la fréquence du pouls diminue, & ſi elle ſubſiſte au même degré où elle étoit au commencement
de la maladie ; & ſi, enſuite il revient
un autre friſſon qui eſt également ſuivi
de chaud, & d'une augmentation de
fréquence du pouls ; & ſi, pendant le
cours de cette maladie, la langue ſe
charge beaucoup, ſi la bouche devient très-mauvaiſe, ſi le malade a
une grande répugnance pour les alimens, & s'il y a quelqu'un des ſymptômes (§ 253, 254 & 255) ; c'eſt une
fièvre putride, dont il y a pluſieurs
eſpèces plus ou moins graves, qui
ſont décrites (depuis le §. 322, juſqu'au §. 326), ainſi que les traitemens
qui leur couviennent.

9°. Si, dans le cours de la petite
fièvre qui a commencé, de la manière (art. 1) la fréquence du pouls
va toujours en augmentant juſqu'à un
degré violent ; ſi le pouls devient

H 3

très-gros & très-dur , fi le malade fe plaint d'une chaleur par tout le corps , à un degré infupportable , d'une foif inextinguible, fi la langue & les lèvres font arides & brunes , &c. (§. 296); c'eft une fièvre ardente pour laquelle il faut le traitement (§. 369).

10°. Si , dans le cours de la petite fièvre qui a commencé de la manière (art. 1), le malade éprouve un extrême abattement de forces , s'il a la bouche très-mauvaife , la langue fort chargée , s'il a des friffons fréquens , des défaillances , des fyncopes , des tremblemens de mains , des foubrefauts des tendons , des mouvemens convulfifs , de tems en tems un délire obfcur , ou autres fymptômes (§.262); Cette maladie eft une efpèce de fièvre maligne , pour laquelle il faut le traitement (§. 333).

11°. Si , dans le cours de la petite fièvre qui a commencé de la manière (art. 1), la gorge , la bouche deviennent très-sèches , fi la langue eft brune, fi , les lèvres font arides & noirâtres; fi de tems en tems , il y a des tremblemens de mains , des mouvemens convulfifs dans le vifage ; s'il y a , tantôt du délire, tantôt de l'accablement, tantôt un état d'apathie, ou d'autres fymptômes graves (§. 297 ; c'eft une autre efpèce de fièvre maligne , pour laquelle il faut le traitement §. 370).

12 . Si, dans le cours de cette petite fièvre qui a commencé de la manière (art. 1), il furvient une douleur vive, fixe conftante, accompagnée de fenfations de chaleur , foit dans la tête , foit dans la poitrine , foit dans le bas-ventre , foit dans une autre partie du corps ; & fi , à méfure que la douleur vive & fixe & la chaleur conftantes augmentent , le pouls devient plus fréquent ; c'eft une des efpèces d'inflammations (§. 669 , 670 & 671) , pour laquelle il faut celui des traitemens indiqués dans celui de ces trois paragraphes qui convient à la caufe , & au fiége de l'efpèce d'inflammation qui a lieu.

13°. Si la petite fièvre qui a commencé de la manière (art. 1), va toujours en augmentant ; fi le malade reffent de la douleur & de l'embarras au creux de l'eftomac ; s'il a , de tems en tems , des vomiffemens , ou feulement des envies de vomir ; s'il a la tête très-embarraffée , s'il eft très-accablé , & fouvent endormi ; fi fon

H 4

ſommeil eſt très-agité ; ſi au bout de 2 , 3 ou 4 jours , pendant leſquels on a adminiſtré ce qui eſt preſ- crit (§. 147) , contre les maladies dont on ne connoît pas la cauſe , il pa- roît à la peau. (§. 147 , art. 2) des petites taches rouges , dans le centre deſquelles on ſent un petit point qui réſiſte à la preſſion du doigt, cette ma- ladie eſt la petite vérole , pour laquelle il faut le traitement preſcrit (claſſe XXIII , Section de la petite vérole).

14 . Si la petite fièvre qui a com- mencé, de la manière (art. 1) , aug- mente ſenſiblement dans peu de tems, ſi le malade ſe plaint de mal de gorge, de cuiſſons dans les yeux , de lar- moiements , s'il a une petite toux, qui eſt fréquente & vive , & ſi , au bout de 24 heures , un peu plutôt ou un peu plus tard, il ſurvient au viſage ou par le corps , de petites taches rouges , pareilles à des morſures de puces, & qui n'ont pas dans le centre un petit point réſiſtant à la preſſion du doigt ; c'eſt la rougeole. Il faut le traitement (Claſſe XXIII , Section de la rougeole).

15°. Si la petite fièvre qui a com- mencé , de la manière (art. 1.) dans un individu qui , d'abord , n'ayant point demandé de conſeil , & ayant continué ſon genre de vie ordinaire, ſe plaint en-ſuite de ce qu'il ſent un mal - aiſe continuel , de ce qu'il a , le matin, la bouche pâteuſe & la langue un peu chargée, de ce qu'après chaque repas, quoiqu'il ait mangé ſans dégoût & ſeulement des mets ſains , il eſt plus mal à ſon aiſe qu'auparavant ; de ce que ſes ſelles ſont plus fréquentes & plus molles qu'à ſon ordinaire ; de ce que , quoiqu'il mange à-peu-près comme il a toujours fait, il s'aperçoit qu'il maigrit , & que ſon teint eſt moins bon , & d'autres ſymptômes (§§. 263 & 264) ; cette maladie eſt une fièvre lente , qu'on nomme fièvre étique , dont il y a pluſieurs eſpèces, & dont les traitemens ſont preſcrits (§. 334).

16°. Si la petite fièvre qui a com-mencé de la manière (art. 1) dans un individu qui l'a ſupportée pendant long-tems ſans changer ſon genre de vie ; ſi, par la ſuite , le malade ſe plaint de ce qu'il reſſent un mal-aiſe continuel, de ce qu'il eſt moins diſpos, moins fort qu'à ſon ordinaire , de ce qu'il a moins d'appétit , de ce qu'il

a presque, constamment, la bouche,
la gorge sèches, chaudes & âcres, de
ce qu'il a très-souvent soif, de ce qu'il
dort très-peu, & de ce que son sommeil est fort agité, de ce qu'il maigrit, ou d'autres symptômes (§. 198,
art. 4 & 342); cette maladie est une
espèce de fièvre lente essentielle, qui
est différente de la fièvre étique ci-
dessus, & pour laquelle il faut le
traitement (§. 371).

17°. Si, lorsque la petite fièvre a
commencé de la manière (art. 1), il
y avoit déja quelque tems que l'individu avoit craché du sang avec toux,
seulement, une seule fois, ou en plusieurs reprises ; & si, depuis ce crachement de sang, il étoit devenu sujet à
une toux sèche, ou à une toux avec
expectoration de matières épaisses,
jaunâtres, verdâtres, blanchâtres ou
grisâtres ou noirâtres ; & si, dans cet
individu, on n'aperçoit aucun signe
des autres espèces de fièvres décrites
dans ce paragraphe ; il y a lieu de
juger que cette maladie est une fièvre
lente, symptomatique, qu'on nomme
pulmonie, & qui est causée par une
suppuration dans le poumon, décrite
dans la première espèce de pulmonie (§
285, art. 3).

18°. Si , lorfque la petite fièvre a commencé de la manière (art. 1), il y avoit déja quelque tems que l'individu avoit une toux sèche , dont la fréquence a toujours été en augmentant ; & fi , dans cet individu, on n'aperçoit aucun figne des autres efpèces de fièvres décrites dans ce paragraphe ; il y a lieu de juger que cette maladie eft une fièvre lente fymptomatique , qui eft une autre efpèce de pulmonie , caufée par une fuppuration dans le poumon , décrite dans la feconde efpèce de pulmonie (§. 281, art. 3).

19°. Si , lorfque la petite fièvre a commencé de la manière (art. 1), il y avoit peu de tems que l'individu avoit effuyé l'une des efpèces d'inflammations internes (§§. 669 & 670); & fi on n'aperçoit , dans l'individu aucun figne des autres efpèces de fièvres décrites dans ce paragraphe ; il y a lieu de juger que cette maladie eft une fièvre lente fymptomatique , caufée par une fuppuration dans la partie qui a été enflammée.

20° Si, lorfque la petite fièvre a commencé de la manière (art. 1) il y avoit déja long-tems que l'individu

H 6

avoit les signes d'obstructions commençantes, causées par des humeurs épaisses (§. 336) ; ou s'il y avoit quelque tems qu'il avoit les signes d'obstructions déja formées (§. 266 & 267 , & depuis 237 , jusqu'à 241); & si on n'aperçoit aucun signe des autres espèces de fièvres décrites dans ce paragraphe ; il y a lieu de craindre qu'il ne se forme une suppuration dans les parties obstruées, & que, par conséquent , cette maladie ne soit une fièvre lente symptomatique.

21°. Si lorsque la petite fièvre a commencé, de la manière (art. 1), il y avoit déja quelque tems que l'individu avoit les signes d'obstructions causées par des humeurs âcres (§. 288, 289 & 290) ; & si on n'aperçoit aucun signe des autres espèces de fièvres décrites dans ce paragraphe ; il y a lieu de craindre qu'il ne se forme une suppuration dans les parties obstruées, & qu'il ne s'enfuive une fièvre lente symptomatique.

22°. Si , lorsque la petite fièvre a commencé de la manière (art. 1), il n'y avoit pas long-tems que l'individu avoit essuyé l'une des espèces d'hémorragie des viscères (§. 285); si on

n'aperçoit aucun figne des autres efpèces de fièvres, décrites dans ce paragraphe ; il y a lieu de juger qu'il
s'eft fait une fuppuration dans les vifcères, dans lefquels il s'étoit rompu
des vaiffeaux fanguins, & que par conféquent, cette maladie eft une fièvre
lente fymptomatique.

23°. Si lorfque la petite fièvre a
commencé, de la manière (art. 1),
il n'y avoit pas long-tems que l'individu avoit été affecté par une caufe
externe, dont avoit réfulté une
plaie pénétrante dans le crâne, ou
dans la poitrine, ou dans le bas-
ventre ; ou s'il n'y avoit pas long-
tems qu'il eût pris quelque poifon
corrofif ; fi on n'aperçoit aucun figne
des autres caufes décrites dans ce paragraphe ; il y a lieu de juger qu'il
fe fait une fuppuration dans la partie
qui a été bleffée, ou dans la partie
dans laquelle le poifon a caufé les
plus vives douleurs ; & que par conféquent, cette maladie eft une fièvre
lente fymptomatique.

24°. Si, lorfque la petite fièvre a
commencé, de la manière (art. 1), il
y avoit déja quelque tems que l'individu avoit une tumeur à l'habitude du

corps, ou dans les membres, & dans laquelle il avoit ressenti des douleurs plus ou moins vives ; si on n'aperçoit aucun signe des autres espèces de fièvres décrites dans ce paragraphe ; il y a lieu de juger qu'il s'est fait une suppuration dans cette tumeur, ou dans les parties contiguës ; & que le pus ne pouvant avoir d'issue au dehors, est porté par les vaisseaux absorbans, dans les voies de la circulation, d'où résulte une fièvre lente symptomatique.

25°. Toutes ces espèces de fièvres lentes symptomatiques, quelque différentes que puissent être leurs causes, ont plusieurs symptômes qui leur sont communs à toutes ; savoir la fréquence du pouls, qui, dans les commencemens de la maladie, est très-peu marqué, mais qui augmente peu-à-peu, ainsi que la diminution de l'embonpoint, des forces, du sommeil, & de l'appétit ; enfin des redoublements avec frissons, des sueurs colliquatives, l'abolition de la faim, la maigreur extrême, l'anéantissement des forces, des diarrhées colliquatives, des bouffissures, des enflures, &c. (§. 285. art. 6.).

Les fièvres lentes fymptomatiques, qui font caufées par des fuppurations dans la poitrine, & qu'on nomme pulmonies ; outre les fymptômes ci-deffus, en ont qui leur font particuliers ; favoir, la toux plus ou moins fréquente & plus ou moins violente, & l'expectoration plus ou moins abondante de pus (§. 285, art. 2 & 3), & de grandes difficultés de refpirer (§. 285, art. 4).

Dans les fièvres lentes fymptomatiques, caufées par une fuppuration dans les reins ou dans la veffie, on aperçoit quelquefois du pus dans les urines.

Dans les fièvres lentes fymptomatiques, caufées par une fuppuration dans les parois de l'utérus & dans les ovaires, lorfque le pus peut fe former une iffue pour parvenir dans la cavité de la matrice, il fort par le vagin.

Dans les fièvres lentes fymptomatiques, caufées par une fuppuration dans les parois de l'eftomac, des inteftins, ou dans quelques autres vifcères du bas-ventre, le pus fe pratique, quelquefois, une route pour arriver dans la cavité de l'eftomac &

des inteſtins , & il eſt évacué par
les vomiſſemens ou par les ſelles.

Dans les fièvres lentes ſymptomatiques , cauſées par des ſuppurations
dans la tête , on voit , quelquefois ,
le pus ſortir par les oreilles ou par
les narines.

Dans les fièvres lentes ſymptomatiques , cauſées par une ſuppuration
dans la poitrine , le pus s'extravaſe ,
quequefois, dans cette cavité , & ſe
pratique une iſſue au travers de la
plévre & des muſcles intercoſtaux, &
ſe ramaſſe ſous les tégumens, & donne
lieu à l'opération de l'empyème. Quelquefois le pus , qui s'eſt formé dans
le bas-ventre vient ſe raſſembler ſous
les tégumens , cauſe une tumeur cir-
conſcrite , & peut être évacué par
des inciſions & panſemens.

26°. Quoique les diverſes eſpèces
de fièvres lentes ſymptomatiques ſoient
toutes cauſées immédiatement par du
pus qui reflue dans les voies de la
circulation ; elles exigent des traitemens différens, en raiſon de la différence de leurs cauſes éloignées. Par
exemple , les pulmonies qui ſuccèdent
aux eſpèces de fluxions de poitrine
(§. 326 , art. 8), ont pour cauſes éloi-

gnées, des ſucs groſſiers , épais , &
corrompus. Les pulmonies qui ſuccèdent à des tubercules dans le poumon
(§. 266), ont pour cauſes éloignées, des
humeurs groſſières & épaiſſes. Les
pulmonies qui ſuccèdent aux ruptures de vaiſſeaux & aux inflammations
(§. 285 , art. 2, 3 & 4), ont pour
cauſes éloignées , des vaiſſeaux foibles
& des humeurs âcres. Les pulmonies qui ſuccèdent aux engorgemens
du poumon (§. 288, art. 1 & 2), ont
pour cauſes éloignées , des humeurs
compactes & âcres.

On ſent que cette différence des
cauſes éloignées qui produit de la différence dans la conſtitution & dans
la diſpoſition de l'individu, exige des
traitemens différens.

Les traitemens des fièvres lentes
ſymptomatiques , eu égard aux différentes cauſes ci-deſſus , ſont preſcrits
(§. 354 , art. 22, 23 , 24, 25 & 26,
& §. 360). Les fièvres lentes ſymptomatiques qui ont pour cauſes éloignées, des virus , exigent les mêmes
traitemens que celles qui ont pour
cauſes éloignées , des humeurs âcres
& ſalées ; & de plus , & en même-
tems, le traitement qui eſt approprié à

celui des virus qui est cause éloignée,
& qui est, prescrit (Classe XXIII).

Les fièvres lentes symptomatiques,
qui ont pour causes éloignées, des
causes externes, exigent celui des
traitemens prescrits (354), qui convient à la qualité des humeurs de
l'individu.

Dans le paragraphe suivant, il sera
encore question des fièvres lentes
symptomatiques.

27°. Souvent, dans chacune des maladies désignées dans ce paragraphe,
il y a réunion de plusieurs des causes
dont les signes sont décrits (§. 669).
Souvent chacune des maladies désignées dans ce paragraphe, est jointe à
un ou à plusieurs virus ; quelquefois,
elle est jointe à l'impression d'une ou
de plusieurs causes externes, ce qui
forme des maladies compliquées.

Plus il y a de causes dans une maladie, & plus elle est compliquée ;
plus il faut de travail & d'attention
de la part du Médecin, pour découvrir chaque cause, & pour distinguer
les effets de chacune des causes ; plus
il faut de prudence dans le choix
des remèdes ; & plus il faut de vigilance pour observer les divers chan-

gemens qui arrivent dans ces maladies, foit par le moyen des remèdes , foit par l'action des diverfes caufes. Ces procédés , que le jeune Médecin doit fuivre dans ces cas très-difficiles , font indiqués (§. 667).

673. Nous avertiffons les jeunes Médecins que la plupart des fièvres lentes fymptomatiques font mortelles; celles-là feulement font fufceptibles de guérifon , dans lefquelles le pus qui s'eft formé peut être évacué totalement peu-à-peu , foit par l'expectoration , foit par les oreilles , foit par les narines , foit par les vomiffemens , foit par les felles , foit par l'urètre, foit par le vagin , ou par les routes qu'il a pu fe pratiquer à l'habitude du corps.

Quoique le Médecin ne puiffe faire qu'un pronoftic très-fâcheux à l'égard de toutes les fièvres lentes fymptomatiques , il ne doit jamais défefpérer du rétabliffement des malades , par la raifon que quoiqu'on n'ait point de moyens pour favoir fi le pus qui fe forme continuellement dans quelques organes internes ou externes, pourra être totalement expulfé du corps ; il y a beaucoup d'obfervations par lefquelles il eft conftaté que des fièvres lentes symptomatiques, qui étoient causées par une suppuration dans la tête, ont été guéries par des écoulemens purulens qui ont eu lieu par les oreilles ou par les narines ; que d'autres, causées par des suppurations dans le bas-ventre, ont été guéries par des vomissemens de pus, ou par des urines purulentes, ou par des selles purulentes, ou par des excrétions de pus par le vagin ; & que beaucoup d'autres ont été guéries par des expectorations d'une très-grande quantité de pus. Mais pour que ces maladies puissent être guéries par les ressources de la nature, il est nécessaire que les secours de l'art aident beaucoup, & pendant long-tems ; il est nécessaire que les secours de l'art soient administrés avec toute la prudence & toute la vigilance possibles, dès le commencement de la maladie.

Dans la plupart des fièvres lentes symptomatiques, dans leur commencement, sur tout dans celles qui succèdent à des crachemens de sang qui n'ont pas été très-abondans, & dans celles qui ont été précédées par des signes d'obstructions qui n'étoient pas très-considérables, les malades sont peu incommodés, leur pouls n'eſt que tant ſoit peu plus fréquent que dans l'état naturel, leurs forces ne ſont qu'un tant ſoit peu moindres qu'à l'ordinaire, la diminution de l'embonpoint ne ſe fait que peu à peu & fort lentement ; le ſommeil n'eſt pas fort altéré, & ſouvent l'appétit eſt peu différent de ſon état ordinaire. Cet état n'étant pas inſupportable, la plupart des malades, ou ne conſultent pas, ou refuſent de s'aſſujettir au régime ſévère que les Médecins ordonnent en pareil cas ; & la plupart n'ont recours au Médecin & ne ſe déterminent à s'aſſujettir au régime & aux remèdes, que lorſque la maigreur a fait de très-grands progrès, lorſque la fièvre eſt devenue très-conſidérable, lorſque l'appétit & le ſommeil manquent, lorſque les forces ſont épuiſées, lorſqu'il eſt paſſé dans le ſang une très-grande quantité de pus qui ſouille toutes les humeurs, & produit des léſions graves dans les ſecrétions des ſucs digeſtifs ; alors la maladie n'eſt plus ſuſceptible des reſſources de la nature, & ne peut recevoir de l'art, que des ſecours palliatifs. Ces maladies étant toujours très-dangereuſes, & le plus ſouvent funeſtes, & étant perfides,

pour les malades auxquels elles en im-
poſent, & qu'elles raſſurent par le peu
de violence de leurs commencemens,
& par la lenteur de leurs progrès, au
point que non-ſeulement ils refuſent
de s'aſſujettir aux ordonnances du Médecin; mais qu'ils font même ſans ceſſe
ce qui leur eſt nuiſible, en recherchant
à aiguiſer leur appétit, par des ſtoma-
chiques, & à recouvrer des forces par
le moyen des liqueurs ſpiritueuſes, &
en ſe faiſant violence pour prendre des
alimens; de ſorte que dans le grand
nombre de ces malades, dont pluſieurs
étoient ſuſceptibles de guériſon, ſi, dès
le commencement de ces maladies on
eût employé les régimes & traitemens
(§. 354 & 360), il n'y a que les malades qui ſont très-dociles, & qui ſont
en petit nombre, qui recouvrent la ſanté.

Le nombre des guériſons dans ces
maladies, étant très-inférieur à celui
de leurs victimes, les Médecins doivent s'occuper très-ſoigneuſement à
préſerver de ces maladies.

Ainſi, dès qu'un Médecin aperçoit
les ſignes de l'une des cauſes, ſoit de
l'inflammation, ſoit d'obſtructions, ſoit
de ruptures de vaiſſeaux; il doit travailler ſans relâche à empêcher ces

accidens, en remédiant à leurs caufes, & pour cela; il faut commencer le régime & les remèdes avant que les fignes des caufes ne foient à un haut degré, en procèdant, relativement aux diverfes caufes, de la manière prefcrite dans les articles fuivans.

1°. Nous avons vu (§. 273) que la trop grande quantité d'humeurs peut caufer, relativement aux diverfes difpofitions des individus, tantôt des inflammations, tantôt des ruptures de vaiffeaux, tantôt des engorgemens de vifcères. Pour préferver de ces accidens, dès que le Médecin aperçoit les fignes de trop d'humeurs, il doit ordonner le régime & les remèdes (§. 407).

2°. Nous avons vu que les humeurs groffières & épaiffes, (§§. 181, 253 & 318), peuvent caufer, relativement aux difpofitions des individus, tantôt des inflammations (depuis le §. 256, jufqu'au §. 261), tantôt des obftructions (§. 266). Dès que le Médecin aperçoit les fignes du commencement de l'épaiffiffement des humeurs, il doit ordonner le régime & les remèdes (§. 400.

3°. Nous avons vu que les humeurs âcres (§. 287 & 352) caufent, tantôt des inflammations (depuis le §. 281, jusqu'au §. 284), tantôt des ruptures de vaisseaux (§. 285), tantôt des obstructions (§. 288). Dès que le Médecin aperçoit les signes du commencement de l'âcreté des humeurs, il doit ordonner le régime & les remèdes (§. 410).

4°. Nous avons vu (Classe VI & Classe VII), que les diminutions & suppressions des secrétions & des excrétions communes aux deux sexes, peuvent causer, tantôt des inflammations, tantôt des obstructions, tantôt des ruptures de vaisseaux. Dès que le Médecin aperçoit que les secrétions se font foiblement & imparfaitement; il doit ordonner le régime (§. 404, art. 20). Lorsque quelqu'excrétion se fait imparfaitement, il doit ordonner le régime (§. 404, art. 21).

5°. Nous avons vu Classe VII, que la diminution des excrétions particulières au sexe, peuvent causer, tantôt des obstructions, tantôt des inflammations, tantôt des ruptures de vaisseaux. Dès que le Médecin est instruit du commencement des lésions de ces excrétions, il doit ordonner relativement aux lésions des règles, le régime & les remèdes prescrits (Classe VII,

Section

Section II , Section VII & Section VIII) ; relativement aux léfions des vidanges , le régime & les remèdes prefcrits (Claffe VII, Section X & Section XI) ; pour les léfions de l'excrétion du lait, le régime & les remèdes prefcrits (Claffe VII , Section XII) ; pour les excrétions extraordinaires particulières au fexe , le régime & les remèdes prefcrits (Claffe VII, Section XIV).

6°. Nous avons vu (depuis le §. 411, jufqu'au §. 416), que la goutte, les dartres & les rhumatifmes qui fe portent dans l'intérieur, peuvent caufer, tantôt des inflammations, tantôt des obftructions, tantôt des déchiremens de vaiffeaux. Dès que le Médecin aperçoit les premiers fignes des impreffions de ces virus dans l'intérieur, il doit adminiftrer le régime & les remèdes prefcrits, (depuis le §. 411, jufqu'au §. 416 & 613 & 614), pour attirer & fixer l'action de ces virus à l'habitude du corps.

7°. Nous verrons (Claffe XXIII) que la petite vérole, la rougeole, la gale, & le virus vénérien, produifent des inflammations, des fuppurations & des ruptures de vaiffeaux, &c.

Tome IX.   I

Dès que le Médecin voit les premiers
signes de ces virus ; il doit employer
les traitemens prescrits (Classe XXIII),
pour empêcher que ces virus ne causent des suppurations internes.

8°. Nous verrons (Classe XXIII)
que le virus cancereux, le virus scrophuleux & le scorbutique produisent
souvent des suppurations internes ; &
que les traitemens prescrits pour ces
virus (Classe XXIII), retardent beaucoup ces funestes effets.

9°. On réussira presque toujours à
préserver d'inflammation, d'obstructions & de déchiremens de vaisseaux,
les individus de l'excellente & de la médiocre constitution (§. 404), par le
moyen des régimes & traitemens indiqués dans les sept premiers articles
de ce §. A l'égard des individus
qui ont des viscères très-foibles, &
plusieurs des vices de constitution réunis, on éloignera & on retardera, par ce
qui est prescrit (§. 417), les inflammations, les déchiremens de vaisseaux
& les obstructions.

10°. Les individus étant peu incommodés dans les commencemens, soit
de la trop grande quantité d'humeurs,
ou de l'épaississement, ou de l'âcreté

des humeurs ; foit dans les commencemens des léfions, des fecrétions &
excrétions ; foit dans les commencemens que la goutte, ou les dartres,
ou le rhumatifme ne font, dans l'intérieur, que des impreffions peu dou-
loureufes ; foit dans les prétendues
convalefcences de la petite vérole, de
la rougéole, de la gale, & du virus
vénérien qui n'ayant pas été traités
méthodiquement, & n'ayant pas été
détruits radicalement, laiffent dans l'intérieur, des engorgemens qui donnent
lieu à des déchiremens de vaiffeaux
& à des fuppurations ; il eft fort rare
que dans tous ces cas, des individus
qui ont de l'appétit & des forces, qui
fe trouvent en état de vaquer à leurs
affaires, à leurs goûts & à leurs plai-
firs, confentent à s'affujettir aux régimes & aux remèdes néceffaires pour
fe préferver, foit d'inflammation, foit
d'obftructions, foit de déchiremens de
vaiffeaux, &c. En conféquence, ces
maladies font très-communes, & font
très-fouvent fuivies de fièvres lentes
fymptomatiques, qu'on pourroit éviter fouvent par les précautions & traitemens prefcrits dans les articles fuivants.

11°. Lorſqu'on a pu par le moyen des traitemens indiqués (§. 669), parvenir à faire ceſſer la fièvre & les douleurs de l'inflammation, ſoit dans la tête, ſoit dans la poitrine, ſoit dans le bas-ventre ; les malades qui ſont preſque épuiſés par la diète & par les remèdes, ont ſouvent un appétit très-vif, & malgré les repréſentations & les ordonnances du Médecin, ils reprennent les alimens ſolides, plutôt & en plus grande quantité qu'ils ne le devroient ; quelques-uns même veulent ceſſer les remèdes & commencer à manger avant que leur pouls ſoit dans l'état naturel, & avant que, dans la partie qui a été enflammée, les douleurs, les gènes & les mal-aiſes ſoient entièrement diſſipés. Dans ces deux cas, il eſt très-commun de voir des fièvres lentes ſymptomatiques ſuccéder aux inflammations.

Dans les cas, même, où la fièvre & les douleurs de l'inflammation ont totalement ceſſé, on ne peut pas être aſſuré que l'inflammation eſt parfaitement réſolue ; on ne peut pas être aſſuré que dans la partie qui a été enflammée, il ne reſte pas encore quelques vaiſſeaux lymphatiques, qui, au lieu de contenir de la lymphe, font remplis, engorgés, & diftendus par du fang qui ne circule pas.

L'obfervation apprend que des inflammations internes, & qui ont très-peu d'étendue, ont lieu quelquefois fans douleurs, fans chaleur fenfible & fans fièvre; & la preuve en eft qu'il n'eft pas rare que des individus expectorent du pus fans avoir jamais reffenti des douleurs, ni des chaleurs dans la poitrine, & fans avoir eu de la fièvre. On a, plufieurs fois, trouvé du pus dans des cadavres de gens qui n'avoient jamais reffenti de douleur, ni des chaleurs dans le vifcère où il y avoit un amas de pus.

L'obfervation apprend que beaucoup de gens ont expectoré du pus, après des convalefcences d'inflammations dans la poitrine, quoique les douleurs, la toux & la fièvre qui accompagnoient l'inflammation euffent ceffé totalement pendant quelque tems avant l'expectoration du pus; & ce n'a été que quelques femaines après que les convalefcens ayant repris des alimens en trop grande quantité, & de mauvaife qualité, ils ont eu des expec-

I 3

torations de pus auxquelles ont succè-
dé la toux & la fièvre.

On a vu beaucoup de gens qui ont
rendu du pus par les vomiſſemens ou
par les ſelles , dans le tems où ils
paroiſſoient être à la fin de leur convaleſcence d'une inflammation dans l'eſto-
mac ou dans les inteſtins, & dans le tems
où ils paroiſſoient être, à peu près, au
point de leur état de ſanté ordinaire,
quoique dans les commencemens de
ces convaleſcences , les douleurs de
l'inflammation & la fièvre euſſent été
diſſipées totalement ; & ce n'a été qu'a-
près que ces gens ont eu pris, pendant
quelques ſemaines, des alimens en trop
grande quantité , ou de mauvaiſe qualité , qu'on a aperçu du pus dans les
vomiſſemens & dans les ſelles ; & ce
n'a été que quelques jours après que
le pus a paru, que ces gens ont commencé à ſentir des embarras & mal-aiſes
dans le bas-ventre , & qu'il s'eſt déclaré
une petite fièvre.

D'après ces obſervations, on peut
conclure que, quoique les douleurs
& la fièvre qui accompagnoient une
inflammation conſidérable dans l'intérieur ſoient ceſſées ; l'inflammation

peut n'être pas totalement réfolue ;
qu'il peut refter dans la partie qui
étoit enflammée, plufieurs vaiffeaux
lymphatiques, engorgés de fang qui
ne circule pas ; que ces vaiffeaux engorgés, n'étant pas en grand nombre,
ni en grande étendue, il ne doit pas
y avoir des douleurs, ou que, du
moins, il ne peut y avoir qu'une légère fenfation de mal-aife ; que ces
vaiffeaux engorgés n'étant pas en grand
nombre, ils ne peuvent pas former
un obftacle, affez grand à la circulation, pour caufer la fréquence du pouls.

On peut conclure, que ces vaiffeaux,
engorgés de fang qui ne circule pas,
peuvent fe rompre, fe déchirer, & que
le fang extravafé fe convertira, avec les
lambeaux de vaiffeaux déchirés, en pus.

Ce déchirement de vaiffeaux aura lieu,
d'autant plus immanquablement, que le
convalefcent prendra plus d'alimens,
qu'il fe formera plus de fucs, qui, arrivant dans la partie engorgée, en augmenteront l'engorgement & accélére-
ront la rupture des vaiffeaux.

Pour préferver de fuppurations les
individus qui viennent d'effuyer des
inflammations internes ; on ne doit pas
les regarder comme convalefcens, dès

I 4

le moment où les douleurs, les chaleurs internes, la fièvre, & la ſoif
ceſſent ; on doit juger que dans ce
moment, il reſte encore des vaiſſeaux
engorgés, & qu'il faut encore du tems
pour que ces vaiſſeaux, dilatés & engorgés, puiſſent, peu-à-peu, par leur
élaſticité, agir ſur les liqueurs qu'ils
contiennent, les faire circuler, &
reprendre leur diamètre ordinaire.
Pour faciliter cette opération de la
nature, il faut que tous les vaiſſeaux
du corps ſoient beaucoup moins pleins
qu'ils ne le ſont dans l'état de ſanté ;
il faut que la circulation ſe faſſe avec
moins de célérité, & moins de force,
que dans l'état de ſanté ; il faut que
le ſang ſoit plus fluide qu'il ne l'eſt dans
l'état de ſanté. Par ces moyens, les
humeurs qui ſont en ſtagnation dans
les vaiſſeaux engorgés, ſeront délayées
par un ſang plus fluide ; elles ſeront
pouſſées doucement par la colonne de
l a circulation, &, peu-à-peu, elles s'in-
troduiront dans les vaiſſeaux voiſins
qui ſont libres, & qui peuvent ad-
mettre une plus grande quantité d'humeurs, que celle qu'ils contiennent.

Il eſt donc, non-ſeulement prudent, mais il eſt très-néceſſaire de

continuer de défendre les alimens ſolides , & même les alimens liquides ,
qui ſont fort nourriſſans , après que
la douleur de l'inflammation , & la
fièvre ont ceſſé totalement ; & d'atten-
dre , pour les permettre , que le pouls
ſoit ſenſiblement plus lent , plus petit , & plus foible , qu'il ne l'eſt dans
ces individus , lorſqu'ils ſont en ſanté ,
à jeun , & en repos ; & qu'il n'y ait
pas la plus légère ſenſation de mal-
être , ni d'embarras , ni de gêne , dans
la partie qui a été enflammée.

. A cette époque , ſi l'inflammation
étoit cauſée par des humeurs épaiſſes
(depuis le §. 266 , juſqu'au §. 271) ,
on commencera à permettre les alimens ſolides , de la manière preſcrite
(§. 198 , art. 2) ; mais le convaleſcent
augmentera la quantité des alimens ,
beaucoup plus lentement qu'il n'eſt
marqué (§.198, art 2.) ; il ſera au moins
deux mois, en augmentant chaque jour,
par degré, la quantité des alimens ,
pour parvenir à la doſe qu'il en prenoit en ſanté , chaque jour ; & dans le
commencement de la convaleſcence ,
outre les boiſſons , aux heures des
repas, il boira, chaque jour, au moins,
deux livres de la tiſane n° 7, ou n° 8,

I 5

il n'usera que des alimens prescrits (§. 408) ; ensuite, il observera ce qui est prescrit (§. 408).

Si l'inflammation étoit causée par des humeurs âcres (depuis le §. 281, jusqu'au §. 284), on commencera, à l'époque ci-dessus, à permettre des alimens solides, de la manière prescrite (§. 354, art. 12), & le convalescent sera, au moins deux mois, en augmentant, chaque jour, un peu la dose de ses alimens, pour parvenir à la quantité de ceux qu'il prenoit en santé ; chaque jour, outre les boissons, aux heures des repas, il boira au moins deux livres d'eau de veau, n° 14, il n'usera que des alimens prescrits (§. 410) ; ensuite il observera le régime (§. 410).

Quelque impatient que soit le convalescent de ce qu'il ne recouvre pas assez promptement ses forces & son embonpoint, & de ce qu'il est continuellement tourmenté par la faim ; le Médecin ne doit avoir aucune condescendance à cet égard, & il doit persuader au convalescent qu'il courroit de très-grands dangers s'il prenoit plus de nourriture qu'on ne lui en permet ; & que non-seulement il

ne court aucun rifque à être foible,
maigre, & à ne pas fatisfaire fon appétit pendant deux ou trois mois,
mais que c'eft le feul moyen de recouvrer une fanté ftable.

Si l'inflammation étoit caufée par
la pléthore (§. 273), dès l'époque ci-
deffus, on affujettira le convalefcent,
auffi, au moins, pendant deux mois,
à ne parvenir que, peu-à-peu, à la
quantité d'alimens qui eft néceffaire
à un individu de fon âge & de fa
taille ; & pendant ces deux mois, il
boira, au moins chaque jour, deux
livres de la tifane, n° 7, outre les
boiffons de fes repas; enfuite il obfervera conftamment le régime (§. 407).

Si l'inflammation étoit caufée par
la diminution ou fuppreffion de l'une
des excrétions naturelles particulières
au fexe ; on ne permettra les alimens
qu'à l'époque ci-deffus, & on emploîra auffi, au moins, deux mois,
pour que l'individu parvienne, peu-
à-peu, à la quantité d'alimens qui eft
néceffaire ; & dès que l'individu aura
repris, à peu près, fes forces & fon embonpoint ordinaires, fi l'excrétion naturelle qui a été diminuée ou fupprimée, ne fe rétablit pas, on em-

ploiera pour cette diminution ou fu-
preffion, le traitement indiqué (art. 5).

Si l'inflammation étoit caufée par
la diminution ou par la fuppreffion de
quelqu'une des excrétions extraordinaires de la feconde ou de la quatrième efpèce commune aux deux fe-
xes, on obfervera ce qui eft prefcrit ci-deffus, à l'égard des alimens.
Dès que l'individu aura repris, à-peu-
près, fes forces & fon embonpoint;
fi l'excrétion extraordinaire ne fe rétablit pas, on emploîra pour l'excrétion extraordinaire de la feconde
efpèce qui a été diminuée ou fupprimée, ce qui eft prefcrit (dans celui
des §. depuis 608, jufqu'au §. 629),
& qui convient à cette excrétion extraordinaire. On adminiftrera contre
l'excrétion extraordinaire, de la quatrième efpèce, qui a été diminuée où
fupprimée, ce qui eft prefcrit (Claffe
VII, Section XVI).

Si l'inflammation étoit caufée par
des dartres, ou par la goutte, ou
par le rhumatifme, qui s'étoit dépofé
dans l'intérieur ; il faut obferver à
l'égard des alimens, ce qui eft prefcrit ci-deffus, & continuer pendant la
convalefcence, & par la fuite, à em-

ployer les moyens qui font prefcrits (§. 412, 413, 414, 613 & 614), pour attirer & fixer l'action de ces virus à l'habitude du corps.

Si l'inflammation étoit caufée par quelqu'autre des virus (art. 7 & 8); on obfervera, pendant les deux premiers mois de la convalefcence, ce qui eft prefcrit ci-deffus pour les alimens ; & à l'égard de chacun des virus, ce qui eft prefcrit (Claffe XXIII).

12°. Si des individus atteints de quelqu'une des caufes défignées dans les huit premiers articles de ce §., ayant refufé de s'affujettir à ceux des régimes & traitemens indiqués dans ces huit premiers articles, & qui leur conviennent ; ou fi ces précautions n'ayant pas eu du fuccès contre leurs vices de conftitution, il leur furvient, foit un crachement de fang, foit des vomiffemens de fang, foit un flux de fang par les felles, foit des piffemens de fang, foit des pertes utérines ; ils font menacés de fuppurations internes, & par conféquent de fièvres lentes fymptomatiques. Pour les en préferver, il faut divers traitemens, fuivant les diverfes caufes.

Si l'hémorragie eſt cauſée par la pléthore (§. 273); il faut le traitement (§. 348 & 349); ſi elle eſt cauſée par des humeurs âcres (§. 285 ; il faut les traitemens (§. 358 & 359). Si elle eſt cauſée par la diminution, ou par la ſuppreſſion de quelque excrétion naturelle ou extraordinaire ; Il faut, en même tems, les traitemens (§. 358 & 359), & le traitement preſcrit pour l'excrétion naturelle, ou l'excrétion extraordinaire, qui a été diminuée ou ſupprimée & qui eſt indiqué (art. 11).

Si l'hémorragie eſt cauſée par une métaſtaſe d'humeur de goutte, ou de dartre, ou de rhumatiſme ; il faut en même temps, & le traitement (§. 358 & 359), & le traitement pour attirer à l'habitude du corps, le virus qui s'eſt porté dans l'intérieur, & qui eſt indiqué (art. 11).

Si l'hémorragie eſt cauſée par quel-qu'autre des virus ; il faut, en même tems, le traitement (§. 358 & 359), & le traitement contre le virus qui a lieu & qui eſt preſcrit (Claſſe XXIII).

Si l'hémorragie eſt cauſée par le virus ſcorbutique, ou par le virus cancéreux ; il faut ſaigner beaucoup moins qu'il n'eft prefcrit (§. 358 & 359) & faire ufage des adouciffans & incraffans, prefcrits pour le virus cancéreux, ainfi que des anti fcorbutiques pour le fcorbut (Claffe XXIII).

Si la fièvre avoit lieu en même-tems que l'hémorragie ; fi par le moyen des traitemens ci-deffus, appropriés à la caufe de l'hémorragie, on eft parvenu à faire ceffer l'hémorragie ; & fi la fièvre n'eft pas ceffée ; il faut employer le traitement qui eft prefcrit pour l'efpèce de fièvre qui a lieu, & qui eft indiqué (§. 672).

Si la fièvre ceffe avec l'hémorragie ; ou fi l'hémorragie avoit lieu fans fièvre ; lorfque l'hémorragie eft ceffée, le malade n'eft pas, à beaucoup près, hors de danger.

L'obfervation apprend que, très-fouvent, peu de temps après des hémorragies internes, il fe forme des fuppurations dans la partie où les vaiffeaux ont été rompus ou déchirés, fur-tout fi les malades n'obfervent pas le régime, & ne continuent pas les remèdes appropriés à la caufe qui a produit l'hémorragie.

L'obfervation apprend que la fuppuration qui fuccède à l'hémorragie se fait souvent clandestinement, & sans être précédée, ni par la douleur, ni par la chaleur de l'inflammation, ni par la fièvre. On ne la reconnoît que lorsque le malade expectore du pus , ou qu'il en rend par les autres voies , par lesquelles l'hémorragie a eu lieu , ou lorsqu'il se déclare une petite fièvre qui paroît n'avoir d'autre cause qu'une suppuration interne. Pour préserver, autant qu'il est possible , de la suppuration qui menace ; il faut ne permettre les alimens solides , que lorsque l'hémorragie étant totalement cessée , le pouls est sensiblement plus petit, plus foible, plus lent , & plus rare qu'il ne l'est le matin à jeun dans l'individu en santé; il faut que l'individu soit, au moins, deux mois pour parvenir, peu-à-peu, à la quantité d'alimens qui est nécessaire pour qu'il ne soit pas très-maigre & très-foible ; & que cette quantité d'alimens soit beaucoup moindre que celle qu'il prenoit avant l'hémorragie ; ensuite, qu'il observe le régime qui convient à sa constitution, & à la cause de l'hémorragie, & qui est un de ceux prescrits (art. 11), & qu'il continue à ne pas prendre plus d'alimens qu'il n'en prenoit à la fin du fecond mois de fa convalefcence ; qu'il ne boive que de l'eau à fes repas, & qu'il en boive beaucoup dans le cours de la journée.

Si l'hémorragie a été exceffive, fi elle a caufé l'extrême foibleffe & le grand épuifement ; le malade reprendra les alimens, de la manière & avec les précautions prefcrites (§. 557, art. 2).

Après trois mois de convalefcence, s'il n'eft pas furvenu une petite fièvre, s'il n'y a pas une toux fèche, s'il ne paroît point de pus, ni par l'expectoration, ni par les autres voies par lefquelles l'hémorragie a eu lieu ; fi l'individu ne fent aucun embarras ni aucun mal-aife dans la partie dans laquelle l'hémorragie a eu lieu ; fi l'individu a repris un peu de forces, s'il n'eft pas très-maigre, fi fon teint eft bon ; il y a lieu d'efpérer que la cicatrice des vaiffeaux rompus s'eft formée fans avoir caufé d'inflammation, & par conféquent, que, pour cette fois, l'individu eft à l'abri d'une fuppuration interne, & d'une fièvre lente fymptomatique.

Mais, les hémorragies font fujettes

à récidives , par la raison que dans
les vaiſſeaux ſanguins qui ont été rompus , & qui ſe ſont cicatriſés , il ne ſe
fait plus de circulation. Les cicatrices ſont des digues qui arrêtent la
colonne du ſang qui eſt pouſſé par le
cœur dans ces vaiſſeaux ; il faut que
tout le ſang qui circuloit dans ces
vaiſſeaux avant leur rupture , & avant
leur cicatriſation , ſoit pouſſé dans
d'autres vaiſſeaux collatéraux , & que
les vaiſſeaux qui ont été rompus s'o-
blitèrent , peu-à-peu , depuis leur cicatrice , juſqu'à l'origine des autres
vaiſſeaux qui leur ſuppléent.

Si les vaiſſeaux qui ont été rompus
deviennent fort pleins, ſi les vaiſſeaux
qui leur ſont collatéraux deviennent
auſſi fort pleins ; il arrivera que les
cicatrices , ſi elles ne ſont pas encore
bien fermes, ſe rouvriront , & que
l'hémorragie recommencera ; ou que
ſi les cicatrices ſont fermes , ces mêmes
vaiſſeaux ſe rompront au-deſſus de la
cicatrice ; ou que ſi ces vaiſſeaux qui
ont été rompus, ſe trouvent, au-deſſus
de la cicatrice, plus forts que leurs collatéraux qui ſont auſſi fort pleins , &
qui par l'obſtacle formé dans ceux qui
ſont cicatriſés, admettent le ſang que

ceux-ci devoient tranſmettre ; il arrivera que ceux-là, extrêmement pleins
& diſtendus, ſe rompront & qu'il y
aura extravaſation de ſang. Si ce ſang
extravaſé peut avoir une iſſue par les
mêmes voies qui ont fourni la première hémorragie, il en réſultera une nouvelle hémorragie. Si ce ſang extravaſé
ne peut point avoir d'iſſue, il cauſera
une inflammation, il ſe corrompra,
ainſi que les lambeaux de vaiſſeaux déchirés, & ſe convertira en pus, qui,
peu à peu, corrompra les parties voiſines, & enſuite il s'introduira dans
des vaiſſeaux abſorbans, pour être
porté dans les voies de la circulation,
qu'il embarraſſera & irritera, & il s'en
ſuivra la fièvre lente ſymptomatique.

On conçoit que, pour préſerver de
récidives d'hémorragies, pour préſerver d'inflammation & de la ſuppuration, qui ſont ſouvent les ſuites des
hémorragies, il eſt très-néceſſaire que
tous les vaiſſeaux du corps, contiennent moins de liqueurs qu'ils n'en peuvent contenir ; qu'il eſt néceſſaire que
les humeurs ſoient très-fluides, &
qu'elles circulent doucement & foiblement. Pour cela, il eſt indiſpenſable, & ſur-tout pour les individus

qui ont les humeurs âcres, & qui sont
frêles & délicats, & qui ont les vaisseaux minces, qu'ils continuent pendant plusieurs mois, & même pendant plusieurs années, à ne pas prendre plus d'alimens qu'ils n'en prenoient
à la fin du second mois de la conva-
lescence, & à ne boire que de l'eau
à leurs repas, & dans le cours de la
journée. Il n'y a aucun risque pour
ces individus, à ne prendre que ce qu'il
faut d'alimens pour ne pas être très-
maigres & très-foibles ; il y en auroit
s'ils étoient gras, parce qu'alors les
vaisseaux seroient trop pleins ; il y en
auroit s'ils étoient forts, parce qu'a-
lors ils pourroient se livrer à des exercices qui, augmentant le mouvement
des liqueurs & les raréfiant, pourroient causer de nouvelles hémorragies ou des inflammations. Cet état
de foiblesse de l'action musculaire, cet
état de moins d'humeurs ne contribuent pas peu à ce que les passions qui
sont inévitables, soient moins violentes, & à ce que, par conséquent, elles
n'accélèrent pas beaucoup le mouvement des humeurs ; & qu'elles n'augmentent pas beaucoup l'action des vaisseaux, & au point de pouvoir causer

des hémorragies ou des inflammations.

Indépendamment du régime qui doit être obfervé pendant long-tems après les hémorragies, on doit adminiftrer pour la caufe de l'hémorragie, felon que cette caufe eft à un degré plus haut ou moindre, le traitement en totalité ou en partie, qui eft indiqué contre cette caufe, (art. 11).

13°. Pour préferver de fièvres lentes fymptomatiques, ainfi que de beaucoup d'autres maladies qui peuvent être caufées par des obftructions ; dès qu'on aperçoit les fignes d'obftructions commençantes, indiqués (§. 669, art. 7), il faut, relativement à la caufe des obftructions, adminiftrer celui des traitemens indiqués (§. 669, art. 7) qui convient à cette caufe ; il faut continuer ce traitement jufqu'à ce que les fignes d'obftructions foient totalement diffipés ; dès-lors, il faut affujettir l'individu au régime qui convient à fa conftitution ; il faut qu'il ait foin de délayer fes humeurs par beaucoup de boiffons les plus convenables à fa conftitution.

Si les obftructions font déja formées & palpables, lorfque le Médecin eft appellé ; il adminiftrera les re-

mèdes qui font indiqués (§. 669 , article 7) , pour les divers états des
obstructions. Si les obstructions font
à un point inguériffable ; il ordonnera
des palliatifs qui confisteront dans les
remèdes capables de donner de la fluidité aux humeurs, & de les délayer
& maintenir dans cet état. Ils confisteront fur-tout dans le régime qui
doit être obfervé très-exactement ;
c'est par le moyen du régime, qu'on
peut empêcher que des obftructions
inguériffables n'augmentent, & qu'elles ne caufent des fuppurations, &
par conféquent, des fievres lentes fymptomatiques; ou que, du moins, on peut
beaucoup retarder ces fâcheufes fuites. C'est fur-tout en mangeant très-
peu & en buvant beaucoup de boiffons légèrement incifives , telles que
la tifane n° 7 ou n° 9, qu'on peut
empêcher les progrès & les effets des
obftructions inguériffables. Ainfi, les
individus doivent fe nourrir comme il
est prefcrit (art. 12) , pour ceux
qui ont effuyé des hémorragies.

14°. Si dans des individus on aperçoit, en même-tems, les fignes d'inflammations, ceux de ruptures de vaiffeaux,
& ceux d'obftructions dans la même

partie ; il fera extrêmement difficile &
peut-être impoffible de préferver ces
individus de fièvres lentes fymptomatiques. Cependant on doit le tenter ; &
pour cela, relativement aux diverfes
caufes de ces trois maladies, on emploîra, concurremment, les traitemens
indiqués contre ces diverfes caufes
(§. 669) & dans celui-ci : obfervant
dans ces maladies qui ont plufieurs
caufes, ou qui font compliquées, ce
qui eft prefcrit à l'égard des indications & contre indications, (depuis
le §. 71, jufqu'au §. 86), & depuis
(le §. 138, jufqu'au §. 149).

Nous avons vu (§. 645) combien
il eft néceffaire que le Médecin con- 674
noiffe les diverfes léfions de la circulation, qui font caractérifées par les
diverfes altérations du pouls.

Nous avons décrit (§§. 646 & 647)
les qualités du pouls naturel, qui font
les termes de comparaifon, pour connoître les altérations du pouls, &
par conféquent, les léfions de la circulation & leurs degrés.

Nous avons vu (depuis le §. 648,
jufqu'au §. 651), combien il eft néceffaire de connoître le pouls naturel,
dans les individus de diverfes conftitu-

tions, dans les différens âges, & dans les deux sexes. Nous avons décrit (§. 652 & 653) les diverses altérations du pouls.

Nous avons désigné (§. 654) les causes passagères de lésions de la circulation qui produisent des altérations du pouls, qui sont passagères & qui, le plus souvent, se rétablissent dans le repos par la seule élasticité des organes de la circulation.

Nous avons décrit (Section II, depuis le §. 655, jusqu'au §. 664) toutes les causes des lésions constantes de la circulation du sang ; nous y avons vu que quelques-unes des lésions de la circulation, sont toujours jointes à des maladies composées ou compliquées dont elles font partie. Nous y avons vu que ces lésions varient selon les différens degrés d'intensité de leurs causes , & qu'elles varient dans les différentes périodes des maladies.

Nous avons dit (§. 667) que de toutes les lésions constantes de la circulation qui font jointes à des lésions d'autres fonctions, excepté 1° celles qui font causées par les organes de la circulation ; 2° celles qui font causées

par

par la pléthore vraie ; & 3° celles qui font caufées par la pléthore fauffe , qui peuvent être & qui font fouvent caufes immédiates des léfions des fonctions auxquelles elles font jointes ; toutes les autres léfions conftantes de la circulation , jointes à des léfions d'autres fonctions, ou à de graves léfions de l'habitude du corps , font produites par les caufes des léfions des fonctions , ou par les caufes des léfions de l'habitude du corps auxquelles elles font jointes ; & qu'on ne peut remédier à toutes ces dernières efpèces de léfions de la circulation, qu'autant qu'on peut remédier , foit aux caufes des léfions des fonctions , foit aux caufes des léfions de l'habitude du corps auxquelles elles font jointes.

Nous avons indiqué (§. 667) les moyens de connoître & diftinguer les caufes des maladies compofées , & celles des maladies compliquées, qui font toujours jointes à quelques léfions de la circulation du fang ; ainfi que les moyens de procéder dans les circonftances où on ne peut pas diftinguer les vraies caufes des maladies.

Nous avons décrit (depuis le §.

Tome IX.   K

666 , juſqu'à celui-ci) les ſignes de toutes les cauſes des eſpèces principales de maladies compoſées & compliquées , auxquelles ſont jointes les diverſes eſpèces de léſions de la circulation ; & dans ce §, nous avons indiqué les traitemens qui conviennent à chacune de ces cauſes, lorſqu'elle eſt unique , ainſi que lestraitemens qui conviennent aux maladies dans leſquelles il y a réunion de pluſieurs de ces cauſes.

Il nous reſte à parler de quelques léſions de la circulation, qui ſont conſtantes , qui ne ſont jointes à aucune maladie , qui exiſtent ſans que les individus ſe trouvent indiſpoſés , & qui ſont cauſées par des abus ou par des excès qui ont lieu depuis long-tems, ou par la mauvaiſe qualité de quelqu'une des ſix choſes non-naturelles , & dont la connoiſſance eſt néceſſaire aux jeunes Médecins , pour les guider dans leurs procédés pour conſerver la ſanté dans ſa vigueur , & pour préſerver des maladies dont ces léſions de la ciculation menacent.

Les léſions de la circulation, qui, ſouvent, ont lieu, conſtamment , ſans que les individus ſe trouvent indiſpoſés , sont caractérisées par quelques-unes des altérations du pouls (§. 652), telles que sa grosseur, sa plénitude, sa dureté, sa force, sa petitesse, sa mollesse, sa foiblesse, sa vivacité, sa fréquence, sa lenteur & sa rareté.

Plus ces altérations du pouls sont à un degré éloigné des qualités du pouls naturel à chaque individu, plus l'individu est menacé de maladie ; plus, par conséquent, le Médecin doit se hâter d'employer les moyens indiqués dans les deux §§. suivans, pour remédier à ces altérations du pouls.

675. Pour que le jeune Médecin puisse bien juger les altérations du pouls, qui ont lieu, constamment, dans des individus qui ne se trouvent point indisposés, & qui, cependant, sont menacés de maladies plus ou moins graves, & plus ou moins imminentes ; & pour que le jeune Médecin soit en état de connoître & de prévenir les maladies qui menacent ; il faut qu'il ne perde pas de vue les différentes qualités du pouls, qu'il a observées dans les individus de différente constitution (§§. 648 & 651), non plus que les altérations du pouls passa-

gères (§. 654); il faut qu'il examine le pouls de l'individu qui eſt à jeun & en repos ; qu'il renouvelle cet examen pluſieurs jours de ſuite , & toujours l'individu étant à jeun & en repos ; c'eſt dans cette circonſtance qu'il peut connoître ſi les qualités du pouls ſont plus ou moins différentes de celles du pouls qui eſt naturel à ſa conſtitution, à ſa taille , à ſon âge & à ſon ſexe. Selon qu'il trouvera que les qualités du pouls ſont plus ou moins différentès de celles du pouls naturel (§. 647) de l'individu; il aura lieu de juger que l'individu eſt plus ou moins menacé de maladies, & en conſéquence , il ordonnera, ſelon les différentes circonſtances , ce qui eſt preſcrit dans les articles ſuivans.

1°. De quelque conſtitution que ſoit l'individu , ſi ſon pouls eſt conſtamment plein , gros , dur, lent & rare ; la circulation eſt très-gênée : quoique l'individu diſe qu'il ne reſſent aucun mal, qu'il a ſon appétit ordinaire, &c ; il eſt menacé d'apoplexie ou de paralyſie, ou de rupture de vaiſſeaux, on d'inflammation, &c. (§. 273); il faut , au plutôt, le traitement (§§. 348 & 349).

2°. Si le pouls eſt conſtamment plus gros & plus plein qu'il ne doit l'être ſans être dur, ni lent, ni rare; il faut quelques jours de diète ténue, & une copieuſe boiſſon de la tiſane nº 2.

Si, pendant le cours de la diète, le pouls eſt devenu ſenſiblement moins gros & moins plein; il ſuffira d'ordonner le régime (§. 407). Mais ſi deux jours de diète ténue, ne diminuent pas ſenſiblement la groſſeur & la plénitude du pouls, l'individu eſt menacé de quelqu'engorgement ou embarras dans ſes organes les plus foibles; il faut avoir recours à la ſaignée, qu'on réitérera toutes les dix ou douze heures, & continuer la diète ténue, juſqu'à ce que la groſſeur & la plénitude du pouls ſoient ſenſiblement diminuées, avant de commencer le régime (§. 407).

Si l'individu, qui a le pouls plus gros & plus plein qu'il ne doit l'avoir, eſt ſujet à une excrétion extraordinaire de la ſeconde eſpèce, qui n'a pas paru depuis quelque tems; il faut adminiſtrer, contre cette excrétion extraordinaire, qui paroît ſupprimée, ce qui eſt preſcrit dans l'un des §. (depuis le §. 6o8, juſqu'au §. 629), pour rétablir ou pour ſuppléer cette excrétion extraordinaire.

K 3

Si l'individu étoit sujet à une excrétion extraordinaire de la quatrième espèce qui, depuis long tems, ne paroît pas; il faut administrer ce qui est prescrit (Classe VII , Section XVI) contre la suppression de cette excrétion.

Si c'est une femme qui a le pouls plus gros, plus plein qu'il ne doit l'être ; si cette femme n'est pas grosse, & si ses règles sont en retard ; il faut administrer ce qui est prescrit, relativement à la constitution de cette femme, (Classe VII , Sect. VII & Sect. VIII) pour rétablir ses règles.

Si pendant que cet individu, qui a le pouls gros & plein, sera à la diète, on aperçoit quelques signes des vices des humeurs, ou quelques signes de lésions des fonctions , on emploira celui des traitemens indiqués dans le §. suivant, qui convient aux vices de constitution , & aux mauvaises dispositions qu'on aura reconnues.

3°. Si le pouls est constamment dur, sans être gros, ni lent, ni rare ; si l'individu n'est pas vieux ; il faut ordonner la diète ténue pendant deux jours, & une copieuse boisson de tisane relâchante, telle que le petit-lait nº 17, & les bains tièdes. Si , après deux jours de diète & de ces remèdes , la dureté du pouls n'eſt pas ſenſiblement diminuée ; on ſaignera, toutes les ſix ou ſept heures ; on continuera la diète , les bains & le petit-lait , juſqu'à ce que la dureté du pouls ſoit ſenſiblement diminuée.

Si , pendant cette diète & ces remèdes, on découvre quelques vices de conſtitution , ou quelque mauvaiſe diſpoſition ; on fera ce qui eſt indiqué dans le §. ſuivant , pour ces vices.

Si l'individu , qui a le pouls dur , eſt vieux ; on peut préſumer que cette dureté ou roideur du pouls , eſt occaſionnée par l'oblitération des petits vaiſſeaux des parois de l'artère , qui a ſouvent lieu dans les vieillards ; cependant, il eſt prudent d'ordonner, d'abord, la diète moyenne , & de ſurveiller ce vieillard ; ſi la diète moyenne diminue la dureté de ſon pouls , il n'eſt pas douteux qu'il avoit trop d'humeurs ; dans ce cas , il faut continuer la diète moyenne , & lui ordonner ce qui eſt preſcrit (§. 126).

4°. Si l'individu a conſtamment le pouls plus vif & plus fréquent qu'il ne doit être ; quoique l'individu diſe qu'il ne reſſent aucun mal ; cette vivacité & cette fréquence du pouls annoncent des obſtacles dans la circulation. Il faut d'abord ordonner la diète ténue & une copieuſe boiſſon de tiſane délayante, telle que celle n° 2. Pendant que l'individu obſervera cette diète, on l'examinera ſoigneuſement matin & ſoir ; on examinera la qualité de ſes humeurs ; on s'informera s'il eſt ſujet à quelque virus erratique ou à quelque excrétion extraordinaire, & s'il y a quelque fonction qui ne ſe faſſe pas très-bien ; en conſéquence des vices, des humeurs & des mauvaiſes diſpoſitions qu'on aura reconnus, on ordonnera ce qui eſt indiqué dans le §. ſuivant, pour le vice de conſtitution, ou pour la mauvaiſe diſpoſition qui aura lieu.

5°. Si l'individu a, conſtamment, le pouls plus lent, plus rare & plus mou qu'il ne doit être ; quoiqu'il diſe qu'il ſe porte bien, cet état annonce de l'inertie de la part des vaiſſeaux, & peu de conſiſtance dans les fluides ; il faut, d'abord, ordonner des alimens moins inſipides que ceux dont l'individu fait uſage, des boiſſons plus ſpiritueuſes, & quelques légers cordiaux, & autant d'exercice qu'il fera poffible; & il faut furveiller & étudier cet individu pour connoître fes vices de conftitution, ou fes mauvaifes difpofitions auxquelles on remédiera par les moyens indiqués dans le §. fuivant.

6°. Si l'individu a, conftamment, le pouls plus petit & plus foible qu'il ne doit être; quoiqu'il ne fe plaigne d'aucun mal, le volume des humeurs eft diminué, ou parce que l'individu prend moins d'alimens, ou des alimens moins nourriffans qu'à l'ordinaire, ou parce qu'il prend des alimens ou des boiffons âcres & irritantes, ou parce que la nutrition eft léfée, ou parce que l'individu effuie des excrétions qui font trop abondantes, ou parce qu'il fe livre habituellement à des exercices violens, ou à des travaux exceffifs, ou à des veilles exceffives, ou à des excès de Vénus, ou parce que l'individu eft continuellement tourmenté par une forte paffion, telle qu'un violent chagrin. Il faut d'abord ordonner à cet individu de fe nourrir d'alimens les plus faciles à digérer, & dont les fucs font les plus fins, de manger modérément, de s'abftenir de mets de haut goût & de liqueurs spiritueuses ; de faire un exercice modéré ; de chercher à s'amuser & à se dissiper. Le Médecin doit voir l'individu matin & soir, jusqu'à ce qu'il ait reconnu la cause de cette lésion de la circulation, & qu'il ait reconnu la qualité des humeurs de l'individu & ses vices de constitution, & ses dispositions ; ensuite, on ordonnera ce qui est indiqué pour ces causes dans le §. suivant.

676 La plupart des individus, de la meilleure constitution (§. 405), croyant qu'ils peuvent impunément se livrer habituellement aux abus & aux excès en tout genre, & aux passions effrénées, sont sujets, tantôt à l'une, tantôt à l'autre des altérations du pouls (§. 675, art. 1, 2, 3 & 4). Lorsque les excès habituels n'auront pas fait des impressions graves dans ces individus, & qu'ils n'auront pas contracté des vices des humeurs ou quelques vices de constitution ; les traitemens & la diète (§. 675, art. 1, 2, 3, 4,) la réforme des abus & des excès, & le régime (§. 407) continué pendant quelque tems, suffiront pour dissiper les lésions de la circulation qui se manifestent par ces altérations du pouls, Mais si ces indi-

vidus, de l'excellente conftitution, ont continué pendant long-tems, leurs abus & leurs excès, & au point de contracter des vices des humeurs, & d'affoiblir quelques-uns de leurs vif-cères, & quelques-unes de leurs fonc-tions principales; les traitemens pref-crits (§. 675) ne leur fuffiront plus; il faudra leur adminiftrer celui des traitemens qui leur convient, & qui eft prefcrit ci-après, pour des individus d'une conftitution médiocre, & d'une conftitution délicate & foible.

Les individus de la conftitution médiocre, & ceux de la conftitution délicate & foible (§. 405), foit par leurs abus & leurs excès, foit par les vices de leur conftitution, fon fujets aux léfions de la circulation qui fe manifeftent par les altérations du pouls défignées dans les fix articles (§. 675), fans que dans les commencemens de ces altérations du pouls, ces individus fe trouvent indifpofés. Mais pendant le tems du traitement de la diète & du régime prefcrit (§. 675), le Méde-cin attentif & vigilant ne tardera pas à découvrir les caufes de ces léfions de la circulation qui fe manifefteront,

K 6

ou par les signes des vices des humeurs, ou par les signes de quelqu'un des virus erratiques, ou par la foiblesse de quelque viscère, ou par quelque fonction qui n'est pas en bon état ; ou le Médecin apprendra du malade, qu'il s'est livré à des abus, à des excès, ou à des passions qui ont altéré ses humeurs & ses fonctions. Dès que le Médecin aura découvert l'un ou l'autre de ces vices & de ces mauvaises dispositions, il administrera, immédiatement après ce qui est prescrit (§. 675), ou en même tems, s'il est possible, ce qui convient aux vices de constitution, & aux mauvaises dispositions qu'il aura reconnues. Pour cela, il observera les procédés suivans.

1°. Si dans le commencement du traitement de l'individu, qui a le pouls gros & plein (§. 675, article 2) ou dans le commencement du traitement de l'individu, qui a le pouls dur (§. 675, article 3), on reconnoît que l'individu a les signes d'humeurs épaisses (§. 669, article 2); après qu'on aura suffisamment diminué la plénitude, la grosseur & la dureté du pouls par les traitemens (§. 675), on administrera le traitement (§. 198

(art. 2); enſuite, on ordonnera le régime (§. 408). L'individu continuera ce régime toute ſa vie, ſi l'épaiſſiſſement des humeurs lui eſt naturel; mais, ſi c'eſt par des abus & des excès qu'il a contracté ce vice des humeurs; il pourra, dès qu'il n'aura plus aucun ſigne des humeurs épaiſſes, ceſſer ce régime & reprendre le genre de vie qu'il avoit avant de ſe livrer à des abus & excès auxquels il renoncera.

2°. Si, dans le commencement du traitement ci - deſſus, on aperçoit les ſignes d'humeurs âcres (§. 669; art. 3); on adminiſtrera le traitement (§. 198, art. 4); enſuite, ſi on découvre que l'âcreté des humeurs eſt naturelle à cet individu; il obſervera toute ſa vie le régime (§. 410). Si l'âcreté des humeurs a été contractée par des abus & des excès; il continuera ce régime, juſqu'à ce que les ſignes de l'âcreté ſoient totalement diſſipés; alors il reprendra le genre de vie qu'il ſuivoit avant les abus & excès par leſquels il avoit contracté ce vice des humeurs; & il réformera entièrement ſes abus & excès.

3°. Si, dans le commencement du

traitement (article 1), on aperçoit
les fignes de léfions des fecrétions (§.
669, art. 4), après qu'on aura remédié à la groffeur, à la plénitude, & à
la dureté du pouls, par le traitement
(§. 675, articles 1, 2, 3 & 4); on
adminiftrera le traitement indiqué (§.
669, art. 4), pour rétablir les fecrétions.

Si, dans le commencement de ce
traitement, on aperçoit les fignes de
léfions des excrétions, (§. 669, art.
5) ; on adminiftrera, pour remédier aux léfions des excrétions, le traitement indiqué (§. 669, art. 5).

4°. Si, dans le commencement du
traitement (art. 1), on découvre
que l'individu étoit fujet à quelque
excrétion extraordinaire de la feconde
ou de la quatrième efpèce, qui n'a pas
eu lieu depuis quelque tems, on adminiftrera celui des traitemens indiqués (§. 669, art. 6), qui convient à l'excrétion extraordinaire à
laquelle l'individu eft fujet.

5°. Si, dans le commencement du
traitement (art. 1,) on apprend que
l'individu a, de tems en tems, les fignes d'un des virus erratiques qui

ne s'eſt jamais manifeſté à l'habitude du corps (§. 669, art. 8), on adminiſ- trera le traitement indiqué (§. 669 , art. 8).

6°. Si, dans le commencement du trai- tement (art. 1) , on apprend que l'individu eſt ſujet à la goutte , ou aux dartres , ou au rhumatiſme ; on adminiſtrera le traitement indiqué (§. 669 , art. 9.)

7°. Si, dans le commencement du traitement (art. 1) , il ſe manifeſte quelques ſignes de l'un des virus (§.669, art. 10) ; après qu'on aura re- médié à la plénitude , à la groſſeur , & à la dureté du pouls ; on adminiſ- trera , pour le virus qui aura lieu , le traitement indiqué (§. 669 , art. 10).

8°. Si, dans le commencement du trai- tement (art. 1) , on aperçoit des ſignes de léſions, ſoit de la digeſtion, ſoit de la reſpiration , ſoit du ſens univerſel , ſoit du ſens interne ou de quelqu'autre fonc- tion que ce ſoit ; quelque légers que puiſſent être ces ſignes , ils peuvent être le commencement d'une maladie compoſée (§. 44, 45 & 46); il faut avoir recours à la Claſſe des léſions de cette fonction , & adminiſtrer le traitement qui eſt preſcrit contre les léfions qui ont lieu ; par exemple. 1°. fi on aperçoit quelqu'un des fignes des léfions de la digefton (depuis le §. 223 , jufqu'au §. 239) ; après qu'on aura remédié à la groffeur, à la plénitude , & à la dureté du pouls, fi on n'aperçoit d'autres fignes que ceux de l'une des efpèces de léfions de la digeftion , décrites dans les §§. ci-deffus ; c'eft une maladie fimple pour laquelle il faut le traitement qui eft prefcrit dans celui des articles du §. 243 , qui convient à cette maladie. 2°. Si on aperçoit quelques fignes de léfions de la refpiration , tels que la toux , ou la difficulté de refpirer ; on trouvera dans la Claffe des léfions de la refpiration , le traitement qui convient à ces léfions. 3°. Si on aperçoit quelques fignes de léfions du fens univerfel , tels qu'une douleur vague ou conftante dans quelque partie que ce foit , une fenfation de froid, ou de chaud dans l'intérieur , une diminution , ou la perte du fentiment ; on trouvera dans la Claffe des léfions du fens univerfel , le traitement qui convient à chacune d'elles. 4°. Si on aperçoit quelques léfions du fens interne , telles que la perte de la mémoire, un commencement de délire ; on trouvera dans la Claffe des léfions du fens interne , les traitemens qui leur conviennent. 5°. Si on aperçoit les fignes des léfions de laquelle que ce foit des autres fonctions (§. 52) ; on aura recours à la Claffe des léfions de cette fonction , où on trouvera la defcription des caufes de ces léfions , & les traitemens qui leur conviennent.

9°. Si , pendant les premiers jours de la diète tenue qui eft prefcrite pour l'individu qui a le pouls plus vif & plus fréquent qu'il ne doit être (§. 675, art. 4), on aperçoit quelqu'un des fignes des caufes de maladies défignées dans l'un des huit articles ci-deffus ; on fe hâtera d'autant plus de commencer à adminiftrer le traitement indiqué dans celui des huit articles ci-deffus , qui convient à la caufe qui fe manifeftera , que cette caufe, jointe à la vivacité & à la fréquence du pouls , annonce le commencement d'une des maladies compofées de la Claffe V , Section II , ou Section III, pour laquelle il faudra celui des traitemens prefcrits (Claffe V , Section

VI, ou Section VII), qui convient à la maladie qui commence à se manifester ; ou bien la vivacité & la fréquence du pouls, jointes à quelqu'un des signes des virus (art. 6 & 7), annoncent une maladie compliquée.

10°. Si, dans le commencement du traitement prescrit (§. 675, art. 5), pour l'individu qui a constamment le pouls plus lent , plus rare, & plus mou qu'il ne doit être, on aperçoit les signes de la surabondance des sérosités qui sont décrits (§. 284, & 409); il faut le traitement (198, art. 3), ensuite on ordonnera le régime (§. 409). Si, dans cet individu, on aperçoit les signes d'obstructions commençantes (§. 669, art. 7), on administrera le traitement indiqué (§. 669, art. 7).

Si, dans cet individu, on aperçoit les signes de quelqu'une des autres causes désignées dans les huit premiers articles de ce §., on administrera le traitement indiqué dans celui de ces articles qui convient à la cause de la maladie qui se sera manifestée.

11°. Si, dans le commencement du traitement (§. 675, art. 6), prescrit pour l'individu qui a conftamment le pouls plus petit & plus foible qu'il ne doit être , on aperçoit les fignes du manque ou défaut de fucs digeftifs (§. 178) ; il faut le régime (§. 406).

Si, dans cet individu, on aperçoit les fignes de l'une des caufes défignées dans les huit premiers articles de ce §. , on ordonnera celui des traitemens qui convient à cette caufe , & qui eft indiqué dans l'un de ces huit premiers articles. En adminiftrant ce traitement , on obfervera les précautions prefcrites pour les individus qui ont peu de fucs (§. 307).

CLASSE IX.

Des Léfions de la Nutrition.

LA nutrition eft la fonction du corps humain pour laquelle , depuis le moment de la conception jufqu'à l'âge de 20 ou 25 ans , les humeurs fe forment & augmentent en quantité, 677

& les organes ſe développent & s'ac-
croiſſent ; & par laquelle, depuis l'âge
de 20 à 25 ans juſqu'à celui de 40
ou 45 , à proportion que les humeurs ſe diſſipent par les excrétions ,
elles ſont reſtaurées , renouvellées &
entretenues dans la même quantité qui
eſt convenable & néceſſaire pour l'e-
xercice des fonctions ; & par laquelle
les vaiſſeaux , à meſure qu'ils s'uſent
par le mouvement & l'action conti-
nuelle des humeurs , & par leur réaction ſur les humeurs, ſont continuellement réparés & rétablis dans
leur intégrité néceſſaire pour continuer librement & facilement leur action , & par laquelle, depuis l'âge de
40 à 45 ans , juſqu'à la fin de la vie ,
les humeurs & les vaiſſeaux ſont réparés
& entretenus, mais toujours de plus en
plus imparfaitement , à meſure que
l'âge augmente ; de ſorte que, par le
moyen de cette fonction, dans l'enfance & dans la jeuneſſe, la maſſe de
chacune des humeurs va toujours en
augmentant, & que, de jour en jour ,
les vaiſſeaux , peu-à-peu , ſe développent , s'alongent , ſe dilatent & ac-
quierent dans leur ſtructure , plus de

cohéfion , plus de folidité , plus de force , plus d'élafticité , & plus de volume dans chaque organe.

Lorfque chaque individu eft parvenu au terme de l'accroiffement que la nature a fixé , & qui eft peu différent dans tous les individus de bonne conftitution ; il n'y a plus de vaiffeaux à développer , à dilater , & à alonger ; les vaiffeaux & les fibres n'ont plus befoin d'acquérir plus de cohéfion , plus de force , & plus d'élafticité ; les organes n'ont plus befoin d'un volume plus confidérable , pour que leurs fonctions s'exercent avec la vigueur , la conftance & la facilité qui ont lieu en bonne fanté. A cette époque il ne faut plus autant de fucs nourriciers (§. 381 , art. 22 & 382) , qu'il en falloit dans l'enfance , & dans la jeuneffe ; il fuffit qu'à proportion que chacune des humeurs qui fort , foit par la tranfpiration , foit par les autres excrétions , il fe reforme dans le corps une pareille quantité d'humeurs , pour remplacer chacune de celles qui ont été expulfées du corps & qui font perdues ; il fuffit que les fibres , les vaiffeaux & les organes qui font continuellement ufés par le frot-

tement, le passage, le mouvement &
l'action des humeurs, soient continuellement réparés dans la même proportion
qu'ils ont été usés; il suffit que les parti-
cules des fibres & des vaisseaux qui ont
été détachées, entraînées par les humeurs, & expulsées du corps avec
la matière des excrétions, soient rem-
placées par des molécules d'humeurs
qui acquièrent la même cohésion &
la même solidité qu'avoient les parti-
cules des fibres & des vaisseaux qui
ont été entraînées hors du corps, pour
que les fonctions puissent se perpé-
tuer en aussi bon état & aussi long-
tems que la condition de la nature humaine le permet.

L'observation apprend que, dès l'âge
de quarante à quarante-cinq ans, dans
quelques individus, plutôt, dans d'autres, plus tard; quelques-uns des plus
petits vaisseaux commencent à s'obli-
térer dans chaque organe, & que plus
l'âge augmente, plus il s'oblitère de
petits vaisseaux, dont quelques-uns,
dans quelques vieillards, deviennent
cartilagineux & même osseux.

En proportion que de petits vaisseaux se bouchent & s'oblitèrent dans
tous les organes, la quantité de la

lymphe nourricière diminue , attendu que ce font les plus petits vaiffeaux qui font les organes fecrétoires (§. 381 , art. 22) qui féparent du fang, & qui perfectionnent les fucs nourriciers qui doivent être extrémement ténus.

Plus la quantité des fucs nourriciers diminue , plus la nutrition, à l'égard des humeurs , devient imparfaite ; les humeurs , ne font plus reftaurées avec leurs qualités naturelles , elles font plus vifqueufes & ont plus de con-fiftance. Par exemple , on voit dans les vieillards, que la falive eft vifqueufe & n'eft pas infipide ; que l'humeur de la trachée-artère & des bronches eft glaireufe & épaiffe ; on a lieu de juger que , dans les vieillards , la fyno-vie (§. 381 , art. 19) eft épaiffe & en très petite quantité, puifque le jeu des articulations eft moins facile. On a lieu de juger que la liqueur très-fine qui tranffude à la furface des muf-cles (§. 381 , article 18), eft épaiffe & en petite quantité dans les vieil-lards , puifque l'action des mufcles ne fe fait pas avec grande facilité. Enfin , il y a lieu de juger par les humeurs qu'on apperçoit & dont on voit les effets, que chacune des autres humeurs qu'on n'aperçoit pas, est plus grossière dans les vieillards & moins parfaite que dans les jeunes gens & les jeunes adultes.

Plus il s'oblitère de petits vaisseaux dans chaque organe, plus la nutrition, à l'égard des solides, devient imparfaite ; c'est par le grand nombre des petits vaisseaux qui se sont oblitérés, qu'on a lieu de juger qu'il ne se fait, pour ainsi dire, plus de réparation dans les organes des vieillards ; & la preuve en est que la peau se ride, se dessèche & se durcit, & que le volume de tous les organes & même des os diminue très-considérablement.

678   La restauration & le renouvellement des humeurs paroît se faire assez promptement & assez facilement dans les adultes qui sont en santé ; de manière qu'on observe qu'un jeune adulte en santé, qui éprouve une grande diminution de son agilité, de ses forces, de sa gaieté & même de l'activité de son imagination, après qu'il a beaucoup travaillé d'esprit ou de corps, & qui, pendant ce tems, a perdu une grande quantité d'humeurs, par la transpiration & par les autres excrétions, recouvre bientôt toute son agilité, toute sa vigueur,

gueur , fa gaieté , & l'activité de fon
imagination , dès qu'il a pris une quantité d'alimens & de boiffons qui fourniffent des fucs qui équivalent à la
quantité d'humeurs qui a été expulfée
du corps par les excrétions ; de forte
qu'il femble , au premier afpect , que la
nutrition ne confifte qu'en ce que les
humeurs qui ont été évacuées & qui
laiffent les vaiffeaux moins pleins, foient
renouvellées pour remplir affez les vaiffeaux & en augmenter l'élafticité & l'action. Mais cette reftauration de toutes
les facultés de ce jeune adulte en fanté ,
ne fe fait, très-promptement, que parce
que dans cet adulte , malgré les excrétions qu'il a effuyées pendant fes travaux & fes exercices , il refte dans fon
fang une grande quantité de fucs nourriciers , (§. 381 , art. 22 & 382) ,
qui n'ont befoin que d'un certain degré d'action & de mouvement qui leur
eft communiqué par un certain degré
de plénitude de tous les vaiffeaux, pour
conferver & entretenir l'ufage conftant
& facile de toutes fes fonctions.

La preuve que la nutrition ne con- 679
fifte pas dans le feul remplacement
d'une quantité de fucs pareille à celle
qui a été évacuée par les excrétions , fe

manifesté par l'observation de ce qui se passe à l'égard de cette fonction dans un grand nombre de jeunes adultes qui sont dans l'état de santé ordinaire à chacun d'eux, mais qui ne sont pas de la même constitution. Par exemple, 1°. On voit beaucoup de jeunes adultes du même âge qui ont toujours mené le même genre de vie, (celui qui est le plus commun à leur âge), qui ont toujours pris des alimens & boissons, à peu près, en même quantité & de la même qualité, dont les uns ont très-bon teint, sont très-musculeux, très-agiles, très-forts, très-actifs, très-gais, & ne sont, ni gras, ni maigres : d'autres ont très-bon teint, sont moins agiles, moins forts, moins actifs, & sont gras ; d'autres sont pâles, pesants, foibles, sans activité, & sont extrêmement gras, ils ont la peau tendre, & leur graisse est ferme ; d'autres sont blêmes, fort gros, foibles, sans agilité & sans activité, & sont fort gras ; mais leur peau est lâche, la membrane adipeuse, & les chairs sont très-molles; d'autres ont bon teint, de belles couleurs, sont très-agiles, très-vifs, très actifs, très-gais, & sont maigres, & ont beaucoup de

force mufculaire ; d'autres n'ont pas
mauvais teint , mais ils font très-
fréles, très-maigres., & très-foibles.

2°. On voit quelques jeunes adultes qui, pendant plufieurs années, fe
livrent à différens excès ; les uns
mangent habituellement des mets du
plus haut goût , & boivent beaucoup de liqueurs des plus fpiritueufes ; d'autres fonr habituellement les
exercices les plus violens, & s'adonnent aux travaux du corps les plus exceffifs ; d'autres paffent les jours, &
la plus grande partie des nuits dans
les travaux de cabinet les plus con-
tentieux ; d'autres fe livrent aux excès de Vénus ; quelques-uns fe livrent
journellement à chacun de ces excès ;
& tous , pendant plufieurs années ,
confervent un bon teint , un bon embonpoint, beaucoup d'agilité, d'activité , & une très-grande force mufculaire.

3°. D'autres jeunes adultes qui ,
tandis qu'ils ne commettoient ni abus
ni excès, avoient bon teint , de l'a-
gilité , de la force & de l'activité, &
qui n'étoient ni gras , ni maigres ,
voulant imiter les individus (art. 2)
dans leurs excès habituels , ne tar-

dent pas à devenir très-maigres, foibles & pâles.

4°. On voit beaucoup de jeunes adultes, qui mènent le même genre de vie, qui, tous, mangent énormément & boivent de même, & dont les uns font toujours maigres & foibles; d'autres ne font ni gras, ni maigres, & font très-forts & très-actifs; d'autres font extrêmement gras, & font très-forts & très-actifs; d'autres ne font ni gras, ni maigres, mais font très-hauts en couleur, & ont les vaisseaux très-gros, très-pleins, & le pouls très-fort & dur, & font peu agiles, & peu actifs.

5°. On voit de jeunes adultes qui fe livrent à de grands travaux, foit de corps, foit de cabinet, qui mangent modérément, qui n'ufent que d'alimens qui ont peu de fucs, qui ne boivent que de l'eau, & qui font plus forts, plus agiles & plus actifs, & ont plus d'embonpoint que d'autres adultes de leur âge, qui mènent une vie tranquille, qui mangent felon leur appétit, & modérément & habituellement des mets fucculens, qui boivent modérément de bon vin avec beaucoup d'eau, & qui d'ailleurs, ne commettent ni abus, ni excès.

6°. D'autres jeunes adultes ne peuvent pas s'adonner habituellement aux violens exercices, & aux grands travaux, foit de corps, foit d'efprit, fans perdre leur agilité, leurs forces, & leur embonpoint, quoiqu'ils ne commettent, d'ailleurs, ni abus, ni excès.

7°. On voit beaucoup de jeunes adultes qui ufent des mêmes alimens & des mêmes boiffons, & qui, à tous égards, mèment le même genre de vie ; la feule différence qui exifte en-tr'eux, eft que les uns ont beaucoup d'appétit, mangent & boivent beau-coup, fans cependant faire d'excès, & qu'ils font plus maigres & plus foibles que les autres, qui ont peu d'appétit, & mangent très peu, & qui ne commettent ni abus, ni excès.

8°. Ordinairement les jeunes adul-tes, qui ont peu d'appétit, qui man-gent très-peu, & qui prennent peu de boiffons alimenteufes, font frêles, maigres & foibles, quoiqu'ils ne com-mettent ni abus, ni excès.

9°. Quelques jeunes adultes fe nour-riffent habituellement de viandes noires, de volailles très-graffes, de poiffons,

lourds & très-gras, de pâtisseries, de
fromage, de beurre, de crême, &
autres mets difficiles à digérer, &
dont les sucs sont très-grossiers, &
conservent, pendant plusieurs années,
leur agilité, leurs forces, & leur activité, & ne sont, ni gras, ni maigres.

10°. D'autres jeunes adultes, qui se
portoient bien, tandis qu'ils se nour-
rissoient d'alimens, dont les sucs sont
fins & doux, voulant se nourrir habituellement comme les individus (art.
9.) ne tardent pas à devenir les uns
très-gras, mais leur graisse & leur
chair sont molles ; les autres deviennent très-foibles & très-maigres.

11°. Quelques jeunes adultes sont
tourmentés, jour & nuit, par des passions violentes ; ils ne dorment presque
point, ils se donnent beaucoup de
peine ; malgré cela, ils conservent,
pendant plusieurs années, beaucoup
plus de force, d'agilité, & d'embonpoint, que quelques autres adultes de leur âge, qui prennent les
mêmes alimens, les mêmes boissons,
à-peu-près en même quantité qu'eux,
& qui sont apathiques, & qui mènent
une vie sédentaire & oiseuse.

12°. D'autres jeunes adultes, qui

fe livrent à des paffions violentes, ne tardent pas à devenir pâles, très-maigres, & très-foibles, quoiqu'ils fe nourriffent d'alimens faciles à digérer, dont les fucs font très-mucilagineux, très-fins & très-doux; & quoiqu'ils ne s'adonnent à aucun travail, & qu'ils ne faffent que des exercices modérés.

Il réfulte des exemples (§. 679), 680 que la nutrition varie beaucoup dans les divers individus, qui font dans l'état de fanté qui leur eft ordinaire. Les caufes de ces variétés font les différences des conftitutions.

Dans les individus qui font de l'excellente conftitution (§. 405), la nutrition fe fait conftamment très-bien, tant qu'ils ne commettent ni abus, ni excès.

Dans ce cas, ces individus confervent leur vigueur, leur agilité, leur activité, & leur embonpoint, jufqu'à un âge très-avancé. Cette fonction continue même à fe bien faire pendant long-tems, quoique ces individus robuftes fe livrent à beaucoup d'abus & d'excès; mais, à la longue, ces abus & excès augmentent la quantité des humeurs, ou ils en altèrent la qualité, ainfi que le ton des vaiffeaux ; & dans ce cas, ces individus contractent une conftitution vicieufe, qui caufe le défordre de la digeftion, & de quelques autres fonctions, d'où s'enfuivent les léfions de la nutrition.

Dans les individus de la conftitution médiocre (§. 405), la nutrition fe fait conftamment bien, tandis qu'ils ne commettent point d'abus, ni d'excès ; mais dès qu'ils s'adonnent habituellement, même pendant peu de tems, à des abus & à des excès, la nutrition commence à être moins parfaite ; & elle ne tarde pas à être léfée, fi ces individus continuent les abus & excès.

Dans les individus de conftitution délicate & foible, la nutrition fe fait conftamment imparfaitement, quoiqu'ils ne commettent ni abus ni excès ; & quelque peu que ces individus s'écartent du régime qui leur eft néceffaire, les moindres écarts font pour eux, des abus & des excès, & la nutrition eft bientôt léfée.

Ce font les différences des conftitutions qui font les caufes que le genre de vie (§. 679, art. 1.), qui eft le plus commun, ne réuffit pas à tous les jeunes adultes. Dans ce genre de

vie, on prend beaucoup d'alimens &
de boiffons alimenteufes, & on prend
fouvent des alimens qui ont des fucs
très-groffiers; ce genre de vie n'eft
pas nuifible aux individus de l'excellente conftitution, au moins pendant
long-tems; c'eft-à-dire tout le tems
que les vaiffeaux & les organes font
très-élaftiques & très-forts. Pendant
ce tems-là, les alimens qu'ils prennent
en très-grande quantité, & même
ceux dont les fucs font très-groffiers,
font convertis en humeurs de bonne
qualité, par l'action vigoureufe de la
digeftion, par l'action parfaite de la
refpiration; par l'action parfaite de la
circulation; par la grande facilité des
fecrétions, & par la facilité de la tranfpiration, & des autres excrétions qui
expulfent du corps les humeurs fu-
perflues. Au moyen de cette grande
vigueur de toutes les fonctions principales, ces adultes de l'excellente
conftitution confervent, pendant long-
tems, leur agilité, leur activité, leur
gaieté, leurs grandes forces mufcu-
laires, & continuent à n'être ni gras,
ni maigres; ce qui eft l'efpèce d'embonpoint le plus fain. Dans ces individus, de l'excellente conftitution, ce

L 5.

n'est que par une longue suite d'excès,
ou par l'âge, lorsque leurs vaisseaux
commencent à être moins forts, moins
élastiques & moins libres, & que la
transpiration commence à être moins
abondante, que la grande quantité de
sucs commence à être nuisible ; ce n'est
que dans ces circonstances, que ces
adultes robustes commencent à avoir
trop d'humeurs, à devenir pléthoriques, ou trop gras, & qu'ils sont
exposés aux maladies qui sont les suites
de ces deux états.

Le genre de vie le plus commun
(§. 679, art. 1), ne convient pas
aux jeunes individus de la médiocre
constitution (§. 405), parce que
quelques-uns de ces adultes, n'ont
pas les vaisseaux assez forts, & assez
élastiques, ni les fonctions assez vigou-
reuses pour que la grande quantité
d'alimens & de boissons alimenteuses,
& pour que les alimens, dont les sucs
sont très-grossiers, puissent être convertis en humeurs de bonne qualité.
Dans ce cas, les humeurs mal tra-
vaillées, causent des embarras dans les
vaisseaux, d'où s'ensuivent quelques-
unes des maladies de la Classe V,
Section I, ou Section II. Quelques

autres de ces jeunes adultes , ont la
digeſtion , la reſpiration , la circulation ; & les ſecrétions en aſſez bon
état, pour convertir cette grande quantité d'alimens ; en humeurs de bonne
qualité ; mais , ou ils n'ont pas les
vaiſſeaux ſanguins aſſez élaſtiques pour
qu'ils ne ſe rempliſſent pas trop , &
dans ce cas , la pléthore vraie a lieu :
ou ils n'ont pas la tranſpiration , &
les autres excrétions excrémentitielles ,
aſſez abondantes pour que tout le ſuperflu des bonnes humeurs ſoit évacué ; & dans ce cas , le ſuperflu de
la lymphe ſe dépoſe dans le tiſſu cellulaire , & ſe convertit en graiſſe , qui,
ſouvent, parvient , peu-à-peu , à un
volume ſi conſidérable , que tous les
organes , & ſur-tout les muſcles , qui
ſont ceux qui ſont le plus environnés
par le tiſſu cellulaire , ſont gênés , &
incapables de toute leur action , &
de toute leur force. Cette grande
quantité de graiſſe entraîne beaucoup
de maladies (§. 404 , art. 15).

Ce genre de vie le plus commun
(§. 679 , art. 1) , eſt très - nuiſible
aux jeunes adultes , de la conſtitution
délicate & foible (§. 405) , parce que

L 6

ces individus n'ont pas la digeſtion,
la reſpiration, la circulation, & les
ſecrétions aſſez parfaites, pour convertir cette grande quantité d'alimens,
& des alimens dont les ſucs ſont groffiers, en bonnes humeurs ; ou parce
qu'ils n'ont pas la tranſpiration & les
autres excrétions aſſez abondantes,
pour expulſer tout le ſuperflu des humeurs. Si ces individus délicats ont la
digeſtion foible (§. 404, art. 19),
ils ne peuvent pas digérer une grande
quantité d'alimens, non plus que des
alimens qui ont les ſucs groſſiers ; ils
deviennent ſujets à des indigeſtions,
à des vomiſſemens, à des diarrhées ;
ainſi les alimens ſont expulſés ſans
avoir fourni des ſucs qui aient pū
être convertis en ſucs nourriciers ; &,
en conſéquence, ces individus s'affoi-
bliſſent, & maigriſſent.

Si ces individus ont les organes de
la reſpiration, foibles (§. 404, art. 23) ;
ces organes ne peuvent contribuer que
très-imparfaitement à la ſanguification ;
&, par conſéquent, le chyle n'étant pas
ſuffiſamment travaillé dans ces organes, il ne pourra pas être converti en
ſucs aſſez fins, tels que doivent être les
ſucs nourriciers ; & à défaut d'une ſuf-

fifante quantité de ces fucs, très-ténus & très-fins, les individus s'affoiblif-fent, & maigriffent.

Si ces individus ont les fecrétions foibles (§. 404, art. 20, ou la circula-tion foible (§. 404, art. 22) la grande quantité de fucs qui réfultent d'une grande quantité d'alimens, engorgera les organes fecrétoires & un grand nom-bre de vaiffeaux lymphatiques ; par conféquent, non-feulement la nutri-tion ne pourra pas fe faire, mais il fur-viendra diverfes maladies, relativement aux diverfes difpofitions de l'individu.

Il y a plufieurs autres vices de conf-titution, tels que l'âcreté, l'épaiffiffe-ment des humeurs, la furabondance des férofités, les virus erratiques, &c. qui font que le genre de vie le plus commun ne convient pas à tous les in-dividus, & qu'il eft toujours nuifible aux individus délicats, & foibles ; & qu'il faut à chacun, relativement aux vices de conftitution dont il eft atteint, un genre de vie particulier pour le pré-ferver de maladie & des léfions de la nutrition.

Il n'y a que deux efpèces de léfions 681 de la nutrition ; favoir, fon abondance & fa diminution.

Les ſignes de la nutrition trop abondante, ſont le trop d'humeurs (§. 407) la pléthore vraie (§. 347), le gros embonpoint (§. 404, art. 15).

Les ſignes de la diminution de la nutrition, ſont la trop petite quantité d'humeurs (§. 406); la maigreur, (§. 404, art. 14); le mauvais teint, (§. 404, art. 16); la foibleſſe de l'action muſculaire, (§. 404, art. 22); la foibleſſe de la reſpiration, (§. 404, art. 23); la foibleſſe de la circulation, qui ſe manifeſte par le pouls petit & foible (§. 404, art. 22).

Chacune de ces deux léſions peut être produite par diverſes eſpèces de cauſes.

Chacune de ces deux léſions peut produire diverſes léſions des autres fonctions.

Dans les deux Sections ſuivantes, nous décrirons les diverſes cauſes qui peuvent produire l'une ou l'autre des léſions de la nutrition : en même téms, nous déſignerons les maladies compoſées qui peuvent être produites par l'une ou l'autre de ces deux léſions de la nutrition.

Dans les deux dernières Sections de cette Claſſe, nous indiquerons les régi-

.mes convenables aux individus de diverfes conftitutions, pour les préferver des léfions de la nutrition ; & nous indiquerons les traitemens qui doivent être adminiftrés contre chacune des léfions de la nutrition, relativement aux caufes qui y auront donné lieu , & relativement aux diverfes maladies qui en réfulteront.

SECTION I.

Caufes de la nutrition trop abondante.

LA nutrition eft léfée lorfqu'elle eft 682 trop abondante ; elle eft trop abondante de deux manières.

1°. La nutrition eft trop abondante lorfqu'il fe forme une trop grande quantité de bons fucs , & que ce qui excède la quantité néceffaire pour remplacer la matière des fecrétions qui a été diffipée , & que ce qui excède la quantité néceffaire pour réparer les folides, n'étant pas expulfé du corps par la tranfpiration & par les autres excrétions, refte dans les vaiffeaux fanguins , les

dilate & les remplit trop; ce dont résulte la pléthore vraie, état dans lequel tous les vaisseaux sanguins sont
très-gros, le pouls est gros, fort,
plein, & dur; le visage est très-rouge,
& toute l'habitude du corps a une teinte
très-vive.

2°. La nutrition est trop abondante
lorsqu'il se forme une quantité de bonnes humeurs au-dessus de ce qui est
nécessaire pour la restauration des humeurs & de ce qui est nécessaire pour
la réparation des solides; & que le
superflu ne pouvant être expulsé du
corps, soit par la transpiration insensible, soit par les autres excrétions
excrémentitielles, se dépose dans le
tissu cellulaire, s'y accumule peu à
peu, & forme la graisse; d'où résulte
le gros embonpoint, état dans lequel
toute l'habitude du corps augmente,
au point que l'individu devient très-
pesant, très-lourd, qu'il perd toute
son agilité, & que les muscles qui sont
gênés par la grande quantité de graisse,
ne peuvent plus se contracter facilement, ni entièrement; de sorte qu'il
en résulte la foiblesse & la lenteur de
l'action musculaire, & une gêne dans
la respiration; soit parce que les mus

cles de la respiration sont gênés par la graisse ; soit parce que le volume du bas-ventre diminue la cavité de la poitrine.

La trop grande abondance de la nutrition, d'où résulte la pléthore, & la trop grande abondance de la nutrition, d'où résulte le gros embonpoint, sont produites l'une & l'autre par la même cause prochaine ; savoir, la trop grande quantité de bonnes humeurs, dont les effets diffèrent dans les divers individus, en raison de leurs différentes dispositions & de la différente structure de leurs vaisseaux.

Dans les individus en qui les vaisseaux sanguins sont plus susceptibles d'être dilatés que les vaisseaux lymphatiques, le superflu des humeurs reste dans les vaisseaux sanguins, & donne lieu à la pléthore vraie (§. 273 & 347).

Dans les individus, en qui les vaisseaux lymphatiques sont plus susceptibles d'être dilatés que les vaisseaux sanguins, le superflu des humeurs reste dans les vaisseaux lymphatiques, d'où il est déposé dans le tissu cellulaire où il s'accumule peu à peu & donne lieu au gros embonpoint, (§. 404, art.

15). La trop grande quantité de
bonnes humeurs ne se forme que dans
les individus, en qui la digestion, la
respiration, la circulation & les secrétions sont en très bon état ; & en qui
les abus & les excès des six choses non
naturelles, ou la diminution, ou la
suppression de quelque excrétion naturelle ou extraordinaire, qui, (comme nous l'avons déja vu dans un grand
nombre d'individus délicats, foibles,
& mal disposés), causent beaucoup de
maladies différentes, & donnent lieu,
dans les individus, qui ont les fonctions ci-dessus en très bon état, à ce
qu'il se forme trop de bonnes humeurs.

Les principaux excès & abus, qui
donnent lieu à la trop grande quantité
de bonnes humeurs, font :

1°. Une très grande quantité d'alimens ; quand même les alimens dont
on fait usage ne seroient pas très-mucilagineux & très succulens, l'individu
qui a toutes les fonctions ci-dessus en
très-bon état, retire, à la longue, beaucoup plus de sucs qu'il n'en faut pour
fournir à la restauration des humeurs,
à la réparation des solides & à toutes
les excrétions. A plus forte raison, si

les alimens sont trop succulens & très-
mucilagineux, la trop grande quantité
d'humeurs se formera plus promptement.

2°. Les excès habituels de boissons
fermentées & alimenteuses, telles que
le vin, la bierre, le cidre, & même
l'eau de vie, causent, à la longue, la trop
grande quantité de bonnes humeurs
dans les individus en qui les fonctions
(art. 1) sont en très-bon état,
sur-tout si ces individus sont livrés à
la vie sédentaire & à l'incurie. On voit
de ces individus pléthoriques ou extrêmement gras, qui sont dans l'âge,
où la transpiration est encore abondante, qui ne prennent que très-peu
d'alimens, &, le plus souvent, des alimens difficiles à digérer, tels que les
fromages les plus assaisonnés, des fruits
secs, du jambon, du poisson salé ou
boucané, &c. De sorte qu'on ne peut
attribuer la pléthore ou le gros embonpoint, qu'aux excès habituels &
journaliers de ces liqueurs fermentées.

3°. La vie sédentaire, oiseuse &
l'incurie, causent la trop grande quantité d'humeurs dans beaucoup d'adultes, au dessus de l'âge de quarante ans,
qui ont les fonctions (art. 1) en

très-bon état ; quoique ces adultes mangent peu & quoiqu'ils n'usent que, très-modérément, de liqueurs fermentées. On ne peut attribuer la trop grande quantité d'humeurs dans ces individus, qu'à ce que la transpiration insensible, au défaut d'exercice & de travail, soit de corps, soit d'esprit, ne se faisant qu'en très-petite quantité ; il reste dans le corps de ces individus, beaucoup plus de bonnes humeurs qu'il n'en faut pour la restauration des humeurs & pour la réparation des solides.

4°. Beaucoup de jeunes adultes qui ont les fonctions (art. 1) en très-bon état, ont une trop grande quantité de bonnes humeurs ; quoiqu'ils ne fassent aucun excès d'alimens ni de boissons, quoiqu'ils soient très-actifs, très-laborieux, & qu'ils fassent beaucoup d'exercice, & quoiqu'ils ne commettent d'autres abus que d'être très-peu vêtus pendant le jour, très-peu couverts pendant la nuit, dans les tems frais & froids ; & dans les tems chauds, d'avoir les vêtemens les plus légers, de n'avoir pendant la nuit que leur chemise ou un drap sur le corps, & de ne chercher que le frais, soit dans les appartemens, soit dans les promenades, au serein, & pendant la nuit, ou d'habiter le jour ou la nuit, dans des appartemens humides. On ne peut attribuer la trop grande quantité de bonnes humeurs dans ces individus, qu'à leur défaut de vêtemens, qui donne lieu à la diminution de la transpiration, qui retient dans le corps, de bonnes humeurs qui excèdent celles qui sont nécessaires pour le renouvellement de toutes les humeurs, & pour la réparation des solides.

Nous venons de voir (§. 683, art. 3 & 4), que la diminution de la transpiration insensible, produite par des abus dans des individus, qui ont les fonctions (§. 683, article 1) en bon état, cause souvent la trop grande quantité de bonnes humeurs. La diminution de la transpiration insensible, causée par l'âge, la diminution ou la suppression des règles, causée par des accidens ou par l'âge ; la diminution ou la suppression de quelque excrétion extraordinaire, & la diminution ou suppression de quelque excrétion factice, par quelque cause que soient produites ces diminutions, ou suppressions d'excrétions, causent, souvent aussi, la trop grande quantité de bonnes humeurs, dans beaucoup d'individus qui ont les fonctions (§. 683, art. 1) en très-bon état, & en qui ces humeurs retenues ne sont pas de mauvaise qualité, & peuvent être converties en bon sang, en lymphe douce & en graisse.

Nous avons déja vu, dans la classe des lésions des excrétions, que les humeurs des excrétions excrémentitielles, soit naturelles, soit extraordinaires, soit factices, qui sont retenues dans le sang, causent, relativement aux bonnes ou mauvaises dispositions des individus, ou la pléthore, ou le gros embonpoint, ou diverses maladies.

685 Il n'est pas rare que, dans les individus qui ont les humeurs épaisses à un haut degré (§. 408), il ne se forme une très-grande quantité d'humeurs ; & cela, parce que les fibres & les vaisseaux ont peu de force ; parce que les secrétions se font difficilement & imparfaitement ; & parce qu'ordinairement, la transpiration insensible est très-peu abondante dans ces individus. Mais cette trop grande quan-

tité d'humeurs, n'est pas de bonne qualité, elle ne donne jamais lieu à la pléthore vraie (§§. 273 & 346 ; elle ne donne jamais lieu au gros & bel embonpoint ; elle cause un embonpoint qui est souvent prodigieux, & les chairs & les graisses sont molasses, & le teint est blême. Cet état est plutôt une espèce d'engorgement général, ou d'obstructions commençantes, qu'un véritable embonpoint.

Les maladies qui peuvent être cau- 686 sées par la nutrition trop abondante, sont celles qui peuvent être causées par la pléthore (§§. 273 & 274) ; & celles qui peuvent être produites par les mêmes causes que le gros embonpoint (§. 404, art. 15).

SECTION II.

Causes de la diminution de la nutrition.

LA diminution de la nutrition, 87 dont les signes sont décrits (§. 681), est causée, le plus communément, par des maladies, &, ſur-tout, par toutes les eſpèces de fièvres, qui durent long-tems ; attendu que dans toutes les maladies un peu longues, & dans toutes les eſpèces de fièvres, il y a des embarras ou des reſſerremens dans un très-grand nombre des plus petits vaiſſeaux, qui ſont les organes ſecrétoires dans leſquels la lymphe nourricière ſe ſépare du ſang, & ſe perfectionne.

Dans la plupart des maladies, outre leurs cauſes qui produiſent la diminution de la nutrition, cette léſion eſt beaucoup augmentée par la diète ténue, par les ſaignées & les remèdes évacuans, qui ſont néceſſaires dans ces maladies ; de ſorte que, dans le commencement des convaleſcences des maladies qui ont exigé, pendant long-tems, la continuation de tous ces remèdes, tous les ſignes de la diminution de la nutrition (§. 681), excepté le teint qui n'eſt pas mauvais, ſont ſouvent à un degré extrême. La nutrition diminue, très-ſenſiblement, dans les vieillards très-avancés en âge, ſans qu'ils aient été malades. Souvent, la nutrition commence à diminuer ſenſiblement, dans des individus de 50 à

60 ans, fans qu'ils aient été malades, & quoiqu'ils ne commettent ni abus, ni excès, & qu'on n'aperçoive en eux aucune caufe de maladie.

Les caufes de la diminution de la nutrition, dans les vieillards, font expliquées (§. 677).

Il n'eft pas rare que la nutrition diminue très-fenfiblement dans des enfans & dans de jeunes adultes, fans qu'ils aient été malades, fans que, depuis que la diminution de la nutrition eft fenfible, ils aient difcontinué de boire & de manger, & de vaquer à leurs affaires, comme à leur ordinaire, & fans qu'on aperçoive en eux d'autres fignes de léfions que ceux de la nutrition.

Excepté la maigreur, qui a, quelquefois, lieu dans les enfans, lorfqu'ils grandiffent rapidement ; dès qu'on aperçoit les fignes de la diminution de la nutrition, depuis la tendre enfance, jufqu'à l'âge de 50 à 60 ans ; on a lieu de juger que l'individu commet quelques abus, ou des excès, ou qu'il a quelque vice de conftitution, ou qu'il y a en lui un commencement de maladie.

Les caufes de la diminution de la nutrition, qui n'a pas été précédée

Tome IX.   M

par quelque maladie, dans les enfans & dans les jeunes adultes, ne ſe découvrent pas toujours facilement & promptement. Dans le cas où on ne les apercevra pas promptement, il faut commencer par réformer tout ce qui paroît abus & excès dans cet individu, & l'aſſujettir à un régime qui conſiſtera à le nourrir d'alimens les plus faciles à digérer, & dont les ſucs ſont les plus fins ; on ne lui permettra que très-peu de vin avec beaucoup d'eau ; on ne lui fera faire que des exercices modérés ; on lui interdira ſes travaux ordinaires de corps, ou de cabinet, ou on ne lui en permettra que très-peu & qui ne ſoient point fatigans ; on lui fera paſſer huit ou neuf heures au lit ; on ſurveillera cet individu ; on examinera tous les jours l'état de toutes ſes fonctions. Après plus ou moins de tems, on parvient à ſavoir ſi ce ſont des abus, des excès, ou des mauvaiſes qualités des ſix choſes non-naturelles, ou ſi ce ſont des vices de conſtitution, ou ſi c'eſt un commencement de maladie, qui donne lieu à la diminution de la nutrition.

Les abus & les mauvaiſes qualités des ſix choſes non-naturelles, qui cau-

sent la diminution de la nutrition, sont
les suivans.

1°. Les alimens indigestes, les alimens qui ont peu de sucs, ou des sucs
trop grossiers, & les boissons moins
alimenteuses que celles auxquelles on
étoit accoutumé, privent l'individu
d'une suffisante quantité de chyle de
bonne qualité, & par conséquent de
sucs nourriciers. Si on ne remédie à
cette espèce de diminution de la nutrition, elle entraînera, plus ou moins
promptement, & plus ou moins violemment, dans les individus qui ont
les humeurs épaisses (§. 408.); quelques lésions de la digestion, marquées
par la bouche mauvaise, & la langue
chargée; ou des fièvres intermittentes,
ou continues ; ou la fièvre étique
(§. 263); ou des obstructions, &
des hydropisies (§. 266); ou des
fièvres lentes symptomatiques (§. 354,
art. 25).

Cette espèce de diminution de la
nutrition entraîne, plus ou moins
promptement, & plus ou moins violemment, dans des individus qui ont
les humeurs plus ou moins âcres , ou
des lésions de la digestion , qui se manifestent par la bouche & la gorge

sèches, chaudes & âcres, quelquefois
amères, une soif fréquente, la langue
d'un rouge-brun, peu ou point d'a-
pétit ; ou la fièvre lente essentielle
(§. 298.) ; ou quelqu'une des espèces
d'inflammations (§. 281, 282, 283.) ;
ou le déchirement de quelques vaiſ-
seaux sanguins (§. 285.) ; d'où s'en
suivront, ou des hémorragies, ou la
gangrène, ou des suppurations & des
fièvres lentes symptomatiques, ou des
ruptures de vaiſſeaux lymphatiques
(§. 286. & 361.), ou des obstructions (§. 288.).

2°. L'usage habituel d'alimens très-
assaisonnés, d'aromates, & de sel; des
excès habituels de boiſſons âcres, irritantes & échauffantes, telles que le
café, le chocolat à la vanille, le thé,
& des liqueurs spiritueuses, agitent
trop le sang, augmentent son mouvement progreſſif, & son mouvement
intestin ; en conséquence, augmentent
les excrétions, & la déperdition des
humeurs, & usent les solides, & les
molécules âcres des humeurs & des
boiſſons, communiquent leurs mauvaises qualités à la lymphe nourricière,
& la dépouillent de son mucilage
doux, nécessaire pour réparer les

folides. Cette efpèce de diminution de la nutrition, fi on n'y remédie, entraîne, plus ou moins promptement, & plus ou moins violemment, felon les difpofitions de l'individu, des maladies de la même efpèce que celles que caufe la diminution de la nutrition dans les individus qui ont les humeurs âcres (art. 1). Ces excès habituels d'alimens trop affaifonnés, & de liqueurs fpiritueufes, ne font pas fi promptement préjudiciables aux individus qui ont les humeurs furabondantes en férofités, ni à ceux qui ont les humeurs épaiffes. Ce n'eft que lorfque ces excès habituels, pendant long-tems, ont changé la qualité des humeurs de ces derniers individus, & qu'ils les ont rendues acrimonieufes (§. 279), que la continuation de ces mêmes excès donne lieu à la diminution de la nutrition, qui entraîne les maladies ci-deffus.

Nota. Les qualités des alimens font décrites depuis le §. 388, jufqu'au §. 403.

3°. Un climat trop chaud, des appartemens trop chauds, des exercices habituels trop violens, des travaux exceffifs d'efprit ou de corps, des

veilles excessives, & des excès de
Venus, causent, en peu de tems,
dans des individus délicats & qui
ont les humeurs âcres, une espèce de
diminution de la nutrition qui entraîne
les mêmes maladies que celles (art. 2°).
Dans des individus robustes, qui ont
les humeurs âcres, & qui mangent
beaucoup, ce n'est qu'à la longue que
ces abus & excès entraînent la diminution de la nutrition, pareille à celle
(art. 2°), & ses suites, si on ne les
prévient.

Ces abus & excès entraînent beaucoup moins promptement les maladies
ci-dessus, dans des individus qui ont
les humeurs surabondantes en sérosités, & dans ceux qui ont les humeurs
épaisses. Ce n'est que lorsque ces abus
& excès ont changé la qualité des humeurs de ces derniers individus & qu'ils
les ont rendues acrimonieuses, que la
diminution de la nutrition commence à
se déclarer, & qu'ensuite il en résulte quelques-unes des maladies ci-
dessus, causées par l'âcreté des sucs.

4°. Les passions violentes, dont on
est occupé jour & nuit, agitent le
sang, augmentent l'action des vaisseaux, empêchent le sommeil, irritent

les nerfs; & par tous les désordres
qu'elles produisent dans toutes les
fonctions, elles causent plus ou moins
promptement, & plus ou moins
violemment, une espèce de diminution
de la nutrition, peu différente de celle
(art. 2), & entraîne les mêmes maladies, ou la passion hypocondriaque
ou l'hystérique (§. 300).

La diminution de la nutrition,
causée par les passions, a lieu, plus
ou moins promptement, selon que
les individus sont plus ou moins délicats, qu'ils ont les humeurs plus ou
moins âcres, qu'ils mangent plus ou
moins, & qu'ils usent d'alimens plus
ou moins mucilagineux, & qu'ils ont
les humeurs ou surabondantes en sérosités, ou épaisses; ainsi que cela est
expliqué (art 2, & 3).

L'extrême tristesse, qui est accompagnée de craintes, de frayeurs, cause
ordinairement une espèce de diminution de la nutrition, pareille à celle
qui est causée par les abus (art. 1),
dans les gens qui ont les humeurs
épaisses, & elle a les mêmes suites.

5°. Les excès habituels de fruits
aqueux, d'herbages, de légumes

aqueux & relâchans, & les excès habituels de boiſſons aqueuſes, diſſol-
vent les parties mucilagineuſes des
ſucs nourriciers, & les entraînent par
les urines, ou par des ſelles fréquentes ; & par-là, donnent lieu, très-
promptement, à la diminution de la
nutrition dans des individus qui ont
naturellement les humeurs ſurabondantes en ſéroſités.

Cette eſpèce de diminution de la
nutrition, entraîne différentes eſpèces
d'hydropiſies, ou quelqu'autre des
maladies (Claſſe V, Section V).

Cette eſpèce de diminution de la
nutrition, n'a pas lieu ſi promptement
dans les individus qui ont les humeurs épaiſſes ; & elle ſe déclare
encore plus lentement dans les individus qui ont les humeurs âcres, à
qui ces excès de fruits aqueux, &
de boiſſons aqueuſes, ſont utiles dans
les commencemens, en ce qu'ils adou-
ciſſent l'âcreté des humeurs, & relâchent les fibres trop tendues ; ce
n'eſt qu'à la longue, que ces excès,
ayant changé la nature des humeurs
(§. 279) de ces derniers individus,
& ayant produit en eux la ſurabondance des ſéroſités, ils cauſent, enſuite,

cette espèce de diminution de la nutrition, qui entraîne les espèces d'hydropisies, &c.

2°. Les vices de constitution, & les 688 mauvaises dispositions, qui, le plus communément, causent la diminution de la nutrition, sont les suivans.

1°. La foiblesse de la faim, ou appétit des alimens (§. 404, art. 17): la foiblesse de la digestion (§. 404. art. 19) : la foiblesse des secrétions (§. 404, art. 20) sont des obstacles à ce qu'il se forme un chyle de bonne qualité, & en quantité suffisante pour restaurer les humeurs, & pour réparer les solides.

Cette diminution de la nutrition, entraîne, dans les individus qui ont les humeurs épaisses, & dans ceux qui ont les humeurs âcres, les mêmes espèces de maladies, que celles que cause la diminution de la nutrition (§. 687, art. 1°), dans les individus de ces différentes constitutions.

2°. La foiblesse de la respiration (§. 404, art. 23), est un obstacle à ce que le chyle & la lymphe acquièrent, dans le poumon, le degré de ténuité & de perfection nécessaire pour être propres à former des sucs nourriciers.

Cette diminution de la nutrition cause souvent, dans les individus qui ont les humeurs épaisses, les obstructions dans le poumon, & l'hydropisie de poitrine (§. 266), ou l'asthme humide (§. 250), ou l'espèce de pulmonie (§. 354, art. 25°); elle cause souvent, dans les individus qui ont les humeurs âcres, l'espèce de pulmonie (285), ou l'espèce d'hydropisie (§. 286), ou des espèces d'obstructions (§. 288).

3°. L'imperfection de la circulation, qui se manifeste par le pouls fort & vif (§. 404, art. 22); la trop grande activité du sens universel (§. 404, art. 26); l'âcreté des humeurs (§. 410), détruisent, en grande partie, les qualités mucilagineuses & douces des sucs nourriciers. Cette espèce de diminution de la nutrition, entraîne, dans plus ou moins de tems, selon les autres dispositions de l'individu, selon qu'il prend plus ou moins d'alimens mucilagineux, quelqu'une des maladies pareilles à celles que cause la diminution de la nutrition

(§. 687, art. 1), dans l'individu qui a les humeurs âcres.

4°. La goutte, les dartres, le rhumatisme, soit que ces vices se manifestent quelquefois à l'habitude du corps (§. 412, 413, 414), soit qu'ils n'aient jamais paru à l'habitude du corps, avec les signes qui leur sont propres (§. 416), nuisent de plusieurs manières à la nutrition. Tantôt par les douleurs & les vives démangeaisons qu'ils produisent à l'habitude du corps, ils causent l'augmentation du mouvement intestin, & du mouvement progressif du sang, une plus grande action des vaisseaux, qui, en conséquence, s'usent davantage, une plus grande déperdition des parties les plus ténues des humeurs, des crispations, ou resserremens, ou des engorgemens dans les plus petits vaisseaux; ils détruisent le sommeil, l'appétit, altèrent la digestion, &c. Tantôt, ces virus exercent leur action dans l'intérieur, ils y causent des douleurs vives, & des désordres dans les fonctions, plus violens que ceux qu'entraînent les douleurs externes. Tantôt, ces virus exercent leur action dans l'intérieur, & n'y causent pas des

M 6

douleurs constantes & notables; mais
ils resserrent & causent la dissipation
des petits vaisseaux (n), ils altèrent la
qualité des sucs digestifs; ils en détruisent le mucilage, ainsi que celui
de la lymphe, &, par conséquent, privent les sucs nourriciers de leurs qualités nécessaires.

De quelque manière que soit produite la diminution de la nutrition,
qui est causée par l'action de ces virus;
si on n'y remédie dans ses principes,
elle entraîne, plutôt ou plus tard,
selon le plus ou le moins de force,
& selon le genre de vie, plus ou
moins salubre de l'individu, quelqu'une des maladies qui sont causées
par la diminution de la nutrition dans
l'individu qui a des humeurs âcres
(§. 687, art. 1.).

5°. Quelqu'une des excrétions extraordinaires de la seconde espèce,
(depuis le §. 501, jusqu'au §. 506),
qui est trop abondante (§. 512), ou
quelqu'une des excrétions extraordinaires de la quatrième espèce, qui est
abondante, ou fréquente (§. 518),
entraîne hors du corps, une partie
de la lymphe & des sucs nourriciers,
& donne lieu, plus ou moins promp-

tement, à la diminution de la nutrition, selon que les autres fonctions de l'individu sont plus ou moins imparfaites, & selon que, par des alimens de bonne ou de mauvaise qualité, en quantité plus ou moins suffisante, on remplace plus ou moins ce qui est expulsé par cette excrétion.

Cette espèce de diminution de la nutrition, entraîne dans l'individu qui a les humeurs épaisses, & dans celui qui a les humeurs âcres, des maladies pareilles à celles que cause, dans ces deux individus, la diminution de la nutrition (S. 687, art. I).

Si l'excrétion extraordinaire est excessive, elle entraîne, très-promptement, la diminution de la nutrition qui donne bientôt lieu à l'épuisement (S. 513, art. 3).

La vérole, les écrouelles, la gale, le scorbut & le cancer, qui sont héréditaires, ou qui sont très-invétérés, causent la diminution de la nutrition. Ces états sont des maladies compliquées, dont les traitemens sont prescrits Classe XXIII.

Pendant qu'on surveillera, comme il est prescrit (S. 687), l'individu en 689 qui on aperçoit les signes de la diminution de la nutrition, on découvrira bientôt s'il n'y a quelqu'autre fonction qui soit lésée. Dans le cas où la diminution de la nutrition sera jointe aux lésions de quelqu'autre fonction principale, par exemple, à la lésion de la circulation caractérisée par la vivacité & la fréquence du pouls, ou à une lésion de la respiration, marquée par la toux, ou la difficulté de respirer, &c; & si ces lésions de l'une ou de l'autre de ces fonctions principales ont précédé la diminution de la nutrition, c'est une maladie composée (§. 41), qui est commencée, & qui est causée par les lésions de la fonction, qui ont précédé la diminution de la nutrition. Le jeune Médecin distinguera bientôt si c'est une maladie composée aiguë (§. 44), ou une maladie composée chronique (§. 45), ou une maladie composée de lésions chroniques, & de lésions aiguës (§. 46), ou une maladie compliquée (§. 49), ensuite il se conformera à ce qui est prescrit (§. 667), pour connoître les causes de cette maladie, & pour en administrer le traitement.

690. Nous venons de voir que les diffé-

rentes espèces de diminution de la nutrition, produites par des abus & des excès (§. 687.), causent des maladies, à peu près pareilles à celles qui sont causées par les différentes espèces de diminution de la nutrition, produites par des vices de constitution (§. 688.). Mais ces dernières maladies étant souvent compliquées avec des principes de quelqu'un des virus erratiques, & étant toujours jointes aux vices de constitution, plus ou moins graves, qui les ont produites, sont ordinairement plus dangereuses que les premières qui ont lieu dans des individus, qui, avant leurs excès, étoient très-sains, ou qui n'avoient que de légers vices des humeurs.

Nous prescrirons dans la Section IV, les traitements qui conviennent aux différentes espèces de diminutions de la nutrition, & nous indiquerons les traitements des différentes maladies qui sont causées par ces lésions de la nutrition.

Dans la Section suivante, nous indiquerons les traitements de la nutrition trop abondante, & ceux des maladies qui en résultent.

SECTION III.

Traitemens des espèces de Nutritions trop abondantes, & des maladies qui en sont des suites.

§. 691. Nous avons vu qu'il y a deux espèces de nutrition trop abondante; la première a lieu lorsqu'il se forme une quantité de bons sucs qui excede celle qui est nécessaire pour restaurer & renouveller les humeurs, & pour réparer les solides, & que ce superflu de bons sucs reste & s'accumule dans les vaisseaux sanguins, les dilate & les remplit trop. Cet état se nomme pléthore vraie, dont les signes sont décrits (§. 682, article 1).

La seconde espèce de nutrition trop abondante a lieu lorsque le superflu des bons sucs, reste dans les vaisseaux lymphatiques, & dans le tissu cellulaire de tout le corps, & se convertit en graisse, ce qui constitue le gros embonpoint, dont les signes sont décrits (§. 682, art. 2).

Nous avons vu que ces deux espe-

ces de nutrition trop abondante, font
toujours caufées, ou par une trop
grande quantité d'aliments, ou par
des aliments trop fucculents & trop
mucilagineux, ou par dés excès de
boiffons fermentées, ou par la vie
fédentaire & oifeufe, ou par le défaut de vêtements dans des tems frais,
ou par l'habitation dans des lieux frais
& humides, (§. 683, articles 1, 2,
3 & 4) ; ou qu'elles font caufées par
la diminution de la tranfpiration qui
a lieu par l'âge, ou par la diminution
ou la fuppreffion des règles, ou par la
diminution ou la fuppreffion de quelqu'une des excrétions extraordinaires,
ou par la fuppreffion de quelque excrétion factice, dans des individus en
qui les excès d'aliments & de boiffons, & toutes les humeurs retenues,
fe convertiffent en humeurs de bonne
qualité & en trop grande quantité.

Quoique la pléthore vraie & le gros
embonpoint foient produits par les
mêmes efpèces de caufes, elles exigent des traitements différents qui font
prefcrits dans les §§. fuivants.

Quoique, dans la pléthore vraie, l'in- 692
dividu paroiffe être en bonne fanté ;
il eft à la veille de quelqu'une des ma-

ladies très-graves (§. 273 & 274).
Pour l'en préſerver , relativement aux
diverſes cauſes qui ont produit dans
cet individu la pléthore vraie , il faut
les divers traitements preſcrits dans
les articles ſuivants.

1°. Si la pléthore eſt produite par
l'un des excès ou abus (§. 683 , art.
1 , 2 , 3 ou 4) ; il faut le traitement
(§. 348) : après qu'on aura remédié
à cet état, il faut pour en prévenir
la récidive , le régime (§. 407) &
éviter très-exactement les abus & excès
(§. 683).

2°. Si la pléthore a lieu dans un
homme qui a paſſé l'âge de quarante à
quarante-cinq ans, qui ne commet ni
abus, ni excès , & qui n'a commencé
à avoir trop d'humeurs qu'à cet âge,
il y a lieu de juger que la pléthore
dans cet homme , eſt cauſée par la
diminution de la tranſpiration qui a
lieu à cet âge. Il faut d'abord le traitement (§. 348) , après lequel il faut
le régime (§. 407) , & de plus , ce
qui eſt preſcrit (§. 126). Si ces deux
moyens ne ſuffiſent pas pour empêcher qu'il ne ſe forme trop d'humeurs,
il faut encore diminuer la quantité des
aliments , avoir recours , de tems en

tems, à la faignée , & faire un cautère,
qu'on entretiendra tout le refte de la
vie , continuant le régime ci-deffus.

3°. Si la pléthore a lieu dans une
femme ou une fille dans l'âge des
règles , & fi les règles font fuppri-
mées , & s'il eft certain que la femme n'eft pas groffe ; il faut le traitement (§. 549 , art. 4).

4°. Si la pléthore a lieu dans une
femme ou une fille qui a paffé l'âge de
quarante à quarante-cinq ans , & fi la
pléthore n'a commencé qu'après la fuppreffion des règles ; il faut le traitement (art. 2).

5°. Si la pléthore a lieu dans un
homme qui étoit fujet à quelqu'une
des excrétions extraordinaires de la
feconde efpece , (depuis le §. 501
jufqu'au §. 506) , qui eft très-dimi-
nuée ou fupprimée , depuis quelque
tems ; il faut combiner le traitement
(§. 348) avec le traitement qui convient à l'excrétion extraordinaire, pour
la rétablir ou y fuppléer , & qui eft
prefcrit (depuis le §. 608 , jufqu'au
§. 629).

Lorfqu'on aura remédié à la pléthore , il faut le régime (§. 407),
& , en même tems , fi l'excrétion extra-

ordinaire est rétablie, il faut obſer-
ver ce qui est preſcrit à l'égard de cette excretion extraordinaire (§. 606.)

Si l'excretion extraordinaire n'est pas
rétablie, il faut continuer à y ſuppléer,

6°. Si la pléthore a lieu dans une
femme qui est dans l'âge des regles
& qui étoit ſujette à une excretion
extraordinaire de la ſeconde eſpece,
qui a été diminuée ou ſupprimée, il
faut combiner le traitement (§. 348.)
avec le traitement indiqué ci-deſſus
pour rétablir ou ſuppléer l'excretion
extraordinaire, & avec ce qui convient pour entretenir ou pour rétablir ou ſuppléer les regles (§. 606.)

& si la femme qui est pléthorique &
qui éprouve la diminution ou la ſuppreſſion d'une excretion extraordinaire de la ſeconde eſpece, a paſſé l'âge
de quarante à quarante-cinq ans, &
ſi les regles ſont ſupprimées, il faut
le traitement (art.)

7°. Si la pléthore a lieu dans un
homme qui étoit ſujet à une des excrétions extraordinaires de la quatrie-
me eſpece (§. 348.) qui a été diminuée ou ſupprimée, il faut combiner

le traitement (§. 348) avec le traitement qui convient pour rétablir ou
pour suppléer l'excrétion extraordinaire, & qui est prescrit (Classe
VII, Section XVI). Lorsqu'on aura
remédié à la pléthore ; il faut le régime (§. 407), & en même tems, ce
qui est prescrit pour cette excrétion
extraordinaire.

8°. Si la pléthore a lieu dans une
femme qui étoit sujette à une excrétion extraordinaire de la quatrième
espece, qui a été diminuée ou supprimée ; si cette femme est dans l'âge
des regles ; il faut combiner le traitement (§. 348) avec le traitement,
pour rétablir ou suppléer l'excrétion
extraordinaire de la quatrième espèce,
(Classe VII , Section XVI), & avec
le traitement qui convient pour entretenir les regles ou les rétablir,
(Classe VII , Section VIII). Si cette
femme pléthorique a passé l'âge des
regles ; il faut le traitement (art. 7).

9°. Si la pléthore a lieu dans une
femme ou une fille sujette à une excrétion extraordinaire, particulière au
sexe (Classe VII , Section III), qui
a été diminuée ou supprimée ; il faut
combiner le traitement (§. 348) avec

le traitement pour cette excrétion extraordinaire, qui eſt preſcrit (Claſſe VII, Section XIV).

10°. Si la pléthore a lieu dans un homme ou dans une femme qui étoit ſujette à l'une des excrétions factices (§. 2703, art. 10), qui a été ſupprimée ; il faut le traitement (§. 348) combiné avec le traitement preſcrit (§. 605 , art. 10) , pour l'excrétion factice ſupprimée , & avec ce qui eſt preſcrit ci-deſſus à l'égard de la femme , pour les règles.

693   Quoique les gens qui ont un gros embonpoint, paroiſſent jouir d'une bonne ſanté ; l'obſervation apprend qu'ils ſont très-expoſés à des maladies fort graves ; pour les en préſerver , il faut qu'ils renoncent à tous les abus & excès (§. 683 , art. 1 , 2 , 3 & 4), qu'ils commettoient , & qu'ils obſervent ce qui eſt preſcrit (§. 404 , art. 1).

Si le gros & bel embonpoint eſt produit par la diminution de la tranſpiration , qui a lieu par l'âge , ou par la diminution , ou par la ſuppreſſion des règles , ou par la diminution ou ſuppreſſion d'une excrétion extraordinaire de la ſeconde ou de la quatrième espèce ; ou par la suppression d'une excrétion factice ; il faut administrer uniquement, le traitement qui est indiqué contre chacune de ces causes (§. 692.), excepté qu'on ne joindra pas au traitement de ces causes, celui (§. 348.) qui est prescrit (§. 692.), attendu que l'observation apprend, qu'ordinairement les gens qui ont de gros embonpoint, ont les humeurs épaisses, & les vaisseaux foibles & lâches, & que la saignée leur est nuisible, à moins que la pléthore vraie ne soit unie au bel & gros embonpoint.

Le gros embonpoint, qui est accompagné d'un teint blême, dans lequel les graisses & les chairs sont mollasses, est un commencement de maladie ; il faut, au plutôt, le traitement (§. 336.) qui doit être continué, jusqu'à ce que le teint soit bon, & que l'embonpoint soit réduit à l'état qu'on nomme ni gras, ni maigre.

Il arrive souvent que le gros & bel 694 embonpoint, & la pléthore, sont réunis : dans ce cas, il faut observer, relativement aux diverses causes de ces deux lésions de la nutrition, concurremment , ce qui est prescrit (§. 692 & 693).

695 Les diverses maladies que peut causer la pléthore , sont désignées (§. 273 & 274) , & leurs traitemens sont indiqués (§. 348 & 349).

Les maladies dont sont menacés les gens qui ont le gros embonpoint , sont désignées (§. 404 , art. 15) , & leurs traitemens y sont indiqués.

***

SECTION IV.

Traitemens des différentes espèces de diminution de la Nutrition , & des maladies qui y sont jointes.

696 L'OBSERVATION apprend qu'à quelque haut degré que soit la diminution de la nutrition qui est produite par des maladies, par la diète , par des saignées , & par des remèdes évacuans , qu'on a été obligé de continuer pendant long tems , elle ne cause aucune maladie, & se guérit (§. 140 & 145) par les divers régimes prescrits dans nos classes , pour les convalescens de diverses maladies, si la diète,

diète, les faignées, & les remèdes évacuans ont été adminiftrés par un Médecin qui a fatisfait à toutes les indications, & contre-indications (depuis le §. 138, jufqu'au §. 149); &
fi toutes les caufes de la maladie ont
été détruites radicalement. Si, dans
ces circonftances, il furvient de nouvelles maladies, ou des accidens mortels, ce qui n'eft pas rare, c'eft parce
que les convalefcens ont commis quelqu'imprudence (§. 223).

La diminution de la nutrition,
produite par l'âge, caufe, feule, fouvent la mort, dans des âges plus ou
moins avancés, felon que les vieillards
avoient plus ou moins de difpofitions
à l'oblitération des petits vaiffeaux.

Le régime pour retarder les progrès
de la diminution de la nutrition, produite par l'âge, eft prefcrit (§. 126
& 127).

Lorfque les autres efpèces de diminutions de la nutrition (§. 687 &
688), font à un haut degré; elles
caufent diverfes léfions des autres
fonctions, &, par conféquent, diverfes
maladies compofées, qui font différentes dans les divers individus, en
raifon de leurs différentes conftitu-

Tome IX. N

tions, de leurs diverses dispositions, & de la diverse structure de leurs organes (§. 247.) (§§. ?) &c.

La diminution de la nutrition, dans des individus de bonne ou de médiocre constitution, de tous les âges au-dessous de cinquante à soixante ans, produite par des excès ou des abus, ou par la mauvaise qualité de quelqu'une des six choses non-naturelles (S. 687), ne peut jamais être que la cause éloignée de la mort, qui, dans ces âges, a souvent lieu, immédiatement, par les maladies que cette lésion de la nutrition a entraînées, & auxquelles on n'a pu remédier, soit à cause de l'indocilité des malades, soit à cause du degré de violence auquel ces maladies étoient parvenues, lorsqu'on a eu recours au Médecin.

La diminution de la nutrition, produite par lequel que ce soit des vices de constitution (S. 688), dans tous les âges au-dessous de 50 à 60 ans, n'est jamais que la cause éloignée de la mort, qui, souvent, a lieu dans ces âges, & qui est toujours causée, immédiatement, par les maladies composées & compliquées que les vices de constitution ont entraînées.

L'obſervation ayant appris que les différentes eſpèces de diminutions de la nutrition, produites, ſoit par les excès & les abus (§. 687), ſoit par les vices de conſtitution (§. 688), cauſent une foule de maladies dont la plupart ſont mortelles ; on doit ſe hâter, dès que chacune de ces léſions de la nutrition ſe manifeſte, d'y remédier par les divers traitemens preſcrits dans les §§. ſuivans.

697 Lorſque les abus & les excès capables de produire les différentes eſpèces de diminutions de la nutrition (§. 687) n'ont pas été continués pendant long-tems ; que la diminution de la nutrition n'eſt pas à un haut degré, & qu'il n'y a aucune fonction qui ſoit léſée ; il ſuffit ſouvent, pour rétablir la nutrition, de réformer les abus & les excès. Mais, lorſque les abus & les excès ont été continués pendant long-tems, que la diminution de la nutrition eſt à un haut degré, & qu'il y a quelqu'autre fonction qui commence à être léſée ; il ne ſuffit pas de réformer les abus & les excès ; il faut ordonner un genre de vie, & ſouvent des remèdes qui ſoient capables de détruire les mauvaiſes impreſſions qui ont été faites.

Ainsi, relativement aux divers abus &
excès qui ont causé les diverses espèces
de diminutions de la nutrition, relativement aux divers degrés de la diminution de la nutrition, & relativement aux diverses lésions des fonctions
qui sont jointes à celles de la nutrition;
il faut administrer les divers traitemens
prescrits dans les articles suivans, que

1°. Si un individu, qui, depuis
long-temps, se nourrit d'alimens indigestes, & d'alimens qui ont peu de
sucs (§. 687, art. 1), a les humeurs
épaisses; si, depuis long-tems, il s'aperçoit qu'il maigrit & que ses forces diminuent; s'il n'a aucune autre fonction
qui soit lésée, & s'il a appétit; il faut le
régime suivant: à déjeûner une petite
soupe, à dîner une soupe & une aîle
ou une cuisse de volaille bouillie ou
rôtie; il boira à dîner & à souper un
quart d'un vin bien mûr, & point fu-
meux, avec les trois quarts d'eau; à
goûter, une petite soupe; à souper une
aîle de poulet rôti. Il n'y aura que
quatre heures d'intervalle entre deux
de ses repas. Les premiers jours, il
mangera moins d'un quarteron de pain,
soit à dîner soit à souper; ensuite, s'il
a grand appétit, il augmentera chaque

jour la quantité du pain & de la volaille ; mais de peu de chose, de manière que, pendant au moins une dou-
zaine de jours, après chaque repas,
il ait appétit. Si après ce tems, on
voit qu'il est un peu moins maigre, &
un peu plus fort, & s'il digère bien, on
augmentera, chaque jour, les alimens,
de manière qu'il parvienne peu-à-peu,
à n'avoir plus faim après chaque repas ;
mais il faut qu'il observe de ne jamais
manger assez pour sentir qu'il a l'estomac plein & gonflé.

Pendant tout le tems de ce régime,
l'individu ne fera qu'un exercice modéré ; il restera au lit 9, ou 10 heures ; il ne travaillera ni de corps, ni
dans le cabinet ; il se dissipera par la
conversation avec des gens gais & amu-
sans, par des jeux qui l'appliquent peu,
& par des spectacles ; lorsqu'il aura
repris, à-peu-près, son embonpoint
& ses forces ordinaires, il observera le
régime (§. 408), & commencera,
peu-à-peu, à se livrer à ses affaires.

2°. Si un autre individu, qui a les
humeurs épaisses, depuis long-tems,
commet les abus (§. 687, art. 1),
& qui, depuis ces abus, est devenu
fort maigre & fort foible, a quelques

signes des lésions de la digestion, tels que la bouche mauvaise & la langue chargée ; quand même il auroit appétit, & quand même il auroit le pouls fort bon, & qu'enfin il n'éprouveroit d'autres signes de lésions que ceux de la nutrition , & ces signes légers de lésions de la digestion ; on ne peut pas remédier (aux lésions de)la nutrition, tant que la digestion n'est pas en bon état. Il faut commencer par rétablir la digestion ; pour celui, on ordonnera le traitement (v. §. 198, art. 2). Dès que la bouche sera bonne & la langue nette, on ordonnera, peu-à-peu, les alimens solides, de la manière prescrite (§. 198, art. 2) ; & ensuite on ordonnera le genre de vie art. 1).

3°. Si un autre individu , qui a les humeurs épaisses , & qui a commis pendant long-tems , les abus (§. 687, art. 1), ne consulte que lorsqu'il a la fièvre étique (§. 263) ; il faut administrer le traitement (§. 354). Dès qu'il aura commencé l'usage des alimens solides, il observera ce qui est prescrit (art. 1).

4°. Si un autre individu , qui a les humeurs épaisses , qui a commis, pendant long-tems , les abus (§. 687 ,

art. 1), & qui est fort maigre, a les signes d'obstructions commençantes, ou
les signes d'obstructions palpables, ou
un commencement d'hydropisie; il faut
administrer celui des traitemens qui
convient à l'état de ce malade, &
qui est prescrit (depuis le §. 336 jusqu'aux, 342).

§. 68. Si, dans l'individu qui, à la suite
des abus (§. 687, art. 1) avoit des
signes d'obstructions, ou d'un commencement d'hydropisie, & qui a
négligé d'avoir recours au Médecin,
ou qui ayant observé sans succès,
les traitemens prescrits, il se déclare
une petite fièvre; il y a lieu de juger que c'est le commencement d'une
fièvre lente (symptomatique (§. 672,
art 18) s'il faut de traitement (§.
354, art. 25 & 26). ou

§. 69. Si l'individu qui, depuis long-
tems, se nourrit d'alimens indigestes,
ou d'alimens qui ont très-peu de sucs
mucilagineux (§. 687, art. 1), a les
humeurs âcres; s'il est devenu très-
maigre & très-foible; si, à cette lésion près, il n'éprouve aucune lésion
des autres fonctions, & s'il a bon
appétit; il faut qu'il observe à l'égard
des alimens, ce qui est prescrit,

(art. 1), excepté, qu'au lieu de sou-
pes, il mangera du riz, ou du ver-
micelle, ou de la semoule au bouil-
lon gras, qu'il ne boira qu'un hui-
tième de vin avec les sept huitièmes
d'eau à ses repas ; qu'il prendra tous
les matins, à jeun, un bain tiède, &
que lorsqu'il aura repris à-peu-près son
embonpoint & ses forces, il observe
le régime (s. 410).

7°. Si un autre individu, qui a les
humeurs âcres, qui est devenu fort
maigre & fort foible, depuis qu'il
commet les abus (s. 687, art. 1), n'a
point d'appétit, ou n'en a que très-peu ;
s'il a le matin, à jeun, la bouche &
la gorge sèches, chaudes & âcres, &,
quelquefois, amères ; s'il a la langue
nette, mais d'un rouge brun ; il n'y
a pas lieu de douter que cet individu
a les sucs digestifs fort âcres, & que
la digestion est lésée. Quoique cet individu soit fort maigre & fort foible,
on ne peut espérer de remédier à la
diminution de la nutrition, que lorsqu'on sera parvenu à rétablir la digestion. Pour y parvenir, on administrera le traitement (s. 198, art.
4) ; dès que ce traitement aura dissipé les signes des sucs digestifs âcres,

& que l'appétit sera rétabli , on ordonnera ce qui est prescrit (art. 6).

8°. Si un autre individu , qui a les humeurs âcres , qui a beaucoup maigri, qui est devenu fort foible, depuis qu'il a commis les abus (§. 687, art. I), a une petite fièvre , accompagnée de chaleurs & d'âcreté dans la bouche & dans la gorge, d'agitation, d'insomnie , & souvent de la soif; cet individu a une fièvre lente essentielle (§. 298), il faut le traitement (§. 371).

9°. S'il survient une des espèces d'inflammations (§. 281 , 282 & 283) à l'individu qui a les humeurs âcres , & qui a commis, pendant long-tems, les abus (§. 687, art. 1), & qui est très-maigre & très-foible; il faut le traitement (§. 354 .

10°. Si un autre individu qui a les humeurs âcres, qui a commis, pendant long-tems les abus (§. 687, art. 1), & qui est très-maigre & très-foible, essuie un crachement de sang, ou quelqu'autre espèce d'hémorragie (§. 285) ; il faut le traitement (§. 358 & 359).

11°. Si , à la suite de l'inflammation , ou à la suite de l'hémorragie , il survient une petite fièvre, soit à l'individu art. 9 , soit à l'individu art. 10 , il y a lieu de juger que c'est une fièvre lente symptomatique, pour laquelle il faudra le traitement (§. 354, art. 24 & 360).

12°. Si un autre individu, qui a aussi naturellement les humeurs âcres, qui a commis, pendant long-tems, les abus (§. 687, art. 1), essuie la rupture de quelques vaisseaux lymphatiques (§. 286); il faut le traitement (§. 361).

13°. Si on découvre qu'un autre individu, qui a les humeurs âcres, qui a commis, pendant long-tems, les abus (§. 687, art. 1), & qui est très-maigre & très-foible, a des obstructions (§. 288); il faut le traitement (§. 363).

14°. Si un autre individu commet habituellement les abus d'alimens très-assaisonnés, & les excès de liqueurs spiritueuses (§. 687, art. 2); il contracte, à la longue, l'âcreté des humeurs, quand même il les auroit naturellement épaisses (§. 279).

Si cet individu devient fort maigre & fort foible; il faut, au plutôt, lui ordonner ce qui est prescrit (art. 6). Si, à la suite de ces abus & excès, l'individu est atteint de l'une des maladies désignées dans l'un des articles ci-dessus (depuis art. 7 jusqu'à art. 13) ; il faut administrer le traitement qui est indiqué dans celui des articles ci-dessus, qui convient à la maladie dont cet individu est atteint.

15°. Si un autre individu, qui commet habituellement des excès de travail, de veilles, de Vénus, &c. (§. 687 , art. 3) ; quand même il auroit les humeurs naturellement épaisses, il contractera l'âcreté des humeurs, la nutrition diminuera peu-à-peu, & plus ou moins promptement, selon les dispositions de l'individu. Si on ne remédie à cette diminution de la nutrition, par le régime (art. 6) ; il surviendra quelqu'une des maladies désignées dans les articles (depuis art. 7 jusqu'à art. 13) ; pour laquelle il faudra celui des traitemens indiqués dans les articles ci-dessus, qui convient à la maladie qui aura lieu.

16°. Lorsque les passions violentes ont causé la diminution de la nutrition (§. 687, art. 4) ; il faut, au plutôt, assujéttir le malade au régime (art. 6) : il faut ordonner le bain tiède, matin & soir ; il faut avertir

le malade qu'il eſt menacé de maladies très - graves, dont il ne peut ſe
préſerver que par les moyens qu'on
lui conſeille. L'attention qu'on lui
inſpirera ſur ſa ſanté, ſera un ſujet
de diverſion à ſa paſſion : il faut
lui ſuggérer des affaires qui l'occupent de choſes qui l'intéreſſent, & qui
n'ont aucun rapport à ſa paſſion ; le
faire converſer avec des gens gais ;
l'obliger à aller aux ſpectacles ; à faire
beaucoup d'exercice ; le faire voya-
ger, & l'éloigner de l'objet de ſa
paſſion.

Le préjugé du public, qui dit que
la Médecine ne peut rien contre les
effets deſtructeurs du chagrin, ſur-
tout dans les hommes, eſt faux.
L'obſervation apprend que le régime
& les moyens ci - deſſus, empêchent
que l'âcreté des humeurs ne ſoit portée à un très - haut degré, que les
fibres ne ſoient continuellement dans
un état de tenſion violente, & que
les petits vaiſſeaux ne ſe reſſerrent,
ou ne s'engorgent. C'eſt en continuant ces moyens phyſiques, qu'on
empêche les grands déſordres que peut
cauſer le moral.

La plupart des gens tourmentés par

de grandes paſſions, refuſant de s'aſſujettir aux remèdes, tombent dans
quelqu'une des maladies déſignées,
(depuis art. 7, juſqu'à art. 13),
pour laquelle il faut le traitement indiqué dans celui des articles qui convient à la maladie qui s'eſt déclarée ;
il faut, en même tems, remédier au
moral, par les moyens de diverſion
ci - deſſus.

Si les paſſions violentes cauſent la
paſſion hyſtérique, ou la paſſion hypocondriaque (§. 300) ; il faut le traitement (§. 373). Ces maladiés ſont
ſouvent une ſuite des diminutions de
la nutrition, produites par les excès
& les abus (§. 687, art. 2 & 3).

17°. L'extrême triſteſſe accompagnée de craintes & de frayeurs dans
les gens qui mènent une vie ſéden-
taire, entraîne l'épaiſſiſſement des humeurs & la diminution de la nutrition, qui eſt ordinairement jointe à des
léſions de la digeſtion, caractériſées
par la diminution de l'appétit, la bouche mauvaiſe & la langue chargée ; &
ces léſions de la digeſtion, entraînent
quelqu'une des autres maladies déſignées dans l'un des articles, (depuis
art. 1, juſqu'à art. 5), & pour la-

quelle il faut celui des traitements indiqués dans celui des premiers articles de ce §, qui convient à la maladie qui est survenue.

18°. Dès que l'espèce de diminution de la nutrition produite par des
aliments trop aqueux & par l'excès
de boissons aqueuses, (§. 687, art.
5), se manifeste ; il faut ordonner
ce qui est prescrit (art. 1). Si on a
négligé de remédier à cette espèce de
diminution de la nutrition, & s'il en
résulte des lésions de la digestion, caractérisées par une très-grande quantité de salive fade qu'on est obligé
de cracher à tout moment, & le défaut d'appétit ; il faut le traitement
(§. 98, art. 3). Dès que l'appétit
sera rétabli, on commencera, peu à
peu, l'usage des aliments (art. 1) ;
ensuite, l'individu observera le régime (§. 409). Si ces lésions de la digestion sont suivies de bouffissures,
ou d'un commencement d'hydropisie ;
il faut les traitements indiqués (Classe
V^e, Section V).

19°. Lorsque l'une des différentes
espèces de diminutions de la nutrition,
produites par les différents abus &
excès (§. 687), a lieu dans un indi-

vidu qui eft fujet à quelqu'un des virus erratiques, ou à quelqu'une des excrétions extraordinaires ; quand même le virus erratique, ou l'excrétion extraordinaire paroîtroit n'avoir nullement contribué à la diminution de la nutrition ; le jeune Médecin, en adminiftrant celui des traitements ci deffus, qui convient à la diminution de la nutrition qui aura lieu, doit, en même tems, employer les moyens prefcrits, (§. 412 ou 413, 414 & 613 & 614), pour l'attirer à l'habitude du corps & y fixer le virus erratique ; il doit auffi, pour l'individu qui eft fujet à une excrétion extraordinaire, combiner le traitement de la diminution de la nutrition, avec celui des moyens prefcrits, Claffe VII, Section XV ou Section XVI, pour entretenir l'excrétion extraordinaire à laquelle eft fujet l'individu.

Lorfque les différentes efpèces de maladies, qui fuccèdent aux différentes efpèces de diminution de la nutrition, produites par les excès & abus (§. 687), ont lieu dans des individus fujets à l'un des virus erratiques, ou à l'une des excrétions extraordinaires ; quand même le virus ou l'ex-

crétion extraordinaire paroîtroit n'a-
voir nullement contribué ni à la diminution de la nutrition, ni à la maladie qui a succédé; on doit regarder
cette maladie comme compliquée; ainsi,
en même-tems qu'on administrera celui
des traitemens indiqués dans celui
des articles ci-dessus, qui convient à
la maladie qui aura lieu ; on administrera le traitement indiqué dans de
s. cité ci-dessus contre le virus.
On combinera aussi le traitement de
cette maladie avec le traitement de
l'excrétion extraordinaire, qui est indiqué ci-dessus.

698   Lorsque la diminution de la nutrition, produite par quelqu'un des abus
& des excès (§. 687, art. 1, 2, 3, 4
ou 5), n'a été précédée par aucune
lésion des autres fonctions principales ; lorsqu'elle a lieu dans un individu de l'excellente, ou de la bonne,
ou de la médiocre constitution (§.
405) ; lorsqu'elle n'est accompagnée
d'autres lésions que de celles qui lui
sont propres ; savoir, la maigreur, la
foiblesse de l'action musculaire, la
petite quantité d'humeurs, la foiblesse
de la respiration, la foiblesse de la
circulation, marquée par la petitesse

& la foiblesse du pouls (§. 681) ; elle est une maladie simple à laquelle , dans les individus de l'excellente constitution , on remédie souvent par la seule réforme des abus & excès (§. 687) qui y avoient donné lieu.

Dans les individus de la bonne & médiocre constitution ; on remédie souvent à cette diminution de la nutrition , par un seul régime qui est approprié à corriger les altérations des humeurs , & des solides , que tels ou tels abus & excès avoient causées. Par exemple , si ceux des abus & excès (§. 687, art. 1), que l'individu de l'excellente constitution, a commis, ont causé les signes de l'épaississement des humeurs (§. 408) ; la cessation de ces abus & excès, dissipera les signes de l'épaississement des humeurs. Si l'individu est de la bonne ou médiocre constitution ; le régime (§. 697 , art. 1), continué pendant quelque tems, dissipera les signes de l'épaississement des humeurs , & dans tous ces individus, la nutrition se rétablira dans son état naturel.

Si ceux des abus & excès (§. 687, art. 2, 3 & 4), que l'individu a commis , ont causé les espèces de diminution de la nutrition , dans lesquelles

les humeurs ont contracté les signes d'âcreté; la cessation seule de ces abus & excès, dans les individus de l'excellente constitution, & le régime seul (§. 697, art. 6), dans les individus de la bonne, & dans ceux de la médiocre constitution, suffiront souvent, pour que l'âcreté des humeurs soit corrigée, & pour que de bonnes humeurs se renouvellent en quantité suffisante pour restaurer les forces & l'embonpoint ordinaires à ces individus.

Lorsque la diminution de la nutrition est jointe aux lésions d'une autre fonction principale, par exemple, à la fièvre, ou à la toux, ou à la difficulté de respirer; & que les lésions de ces fonctions principales ont précédé la diminution de la nutrition; c'est une maladie composée, qui est causée par les lésions de la fonction principale, qui ont précédé celles de la nutrition. Pour remédier à cette maladie, il faut observer le procédé tracé (§. 689), & ne s'occuper à remédier à la diminution de la nutrition que lorsqu'on aura rétabli la fonction principale, qui a été lésée la première; attendu qu'on ne peut jamais remédier complettement

à la diminution de la nutrition, tant
que les lésions de la fonction principale, qui l'ont produite, subsistent; &
que, quelque légères que soient les lésions d'une fonction principale, qui
ont causé la diminution de la nutrition, si on s'occupoit à donner des
aliments solides, même de la meilleure
qualité, pour remédier à la diminution de la nutrition, on donneroit
bientôt lieu à ce que les lésions de la
fonction principale, qui sont causes de
la maladie composée, parvinssent à un
degré fort dangereux.

Lorsque la diminution de la nutrition produite par quelqu'un des abus
& excès (§. 687, art. 1, 2, 3, 4 & 5)
est suivie de quelqu'une des maladies
nommées (§. 687), il en résulte une
maladie composée, qui est causée, en
partie, par les abus & excès, & en
partie par le défaut ou la mauvaise
qualité des sucs nourriciers, & par la
foiblesse de l'action musculaire qui entraîne la foiblesse de tous les organes.
Pour remédier à cette maladie composée, on doit d'abord s'occuper à remédier à la maladie qui a succédé à la diminution de la nutrition, par celui des
traitements indiqués dans celui des arti-

cles (§. 697), qui convient à la maladie qui a succédé à la diminution de
la nutrition ; mais , en administrant le
traitement indiqué dans ceux des articles (§. 697) on doit observer de
satisfaire à ce qui est indiqué pour la
diminution de la nutrition ; c'est à-
dire , que s'il y a très-peu d'humeurs ,
& si la foiblesse de l'action musculaire est
à un très-haut degré , il faut , en administrant le traitement contre la maladie
qui a succédé à la diminution de la nutrition , avoir attention de choisir les
remèdes , qui diminueront , le moins
qu'il se pourra , le volume des humeurs , & qui augmenteront , le moins
possible , la foiblesse de l'action musculaire , & éloigner autant qu'il sera
possible , les médicaments irritants , &
les évacuants , & permettre des aliments liquides , fort mucilagineux ; ne
perdant pas de vue , néanmoins , qu'on
ne pourra rétablir la nutrition , que
lorsqu'on aura dissipé la maladie qui
lui a succédé ; & que cette maladie
qui a succédé , étant celle qui peut
causer , le plus promptement , des accidens graves ; c'est contre elle qu'on
doit agir avec plus d'énergie , & qu'on
ne doit satisfaire à ce qui est indiqué

pour la diminution de la nutrition,
qu'autant que l'indication (vitale) (§.
139.) l'exigera d'une manière très-ur-
gente.

Le vulgaire & les empyriques commettent des imprudences qui font, le
plus fouvent funeftes, lorfque voyant
des individus quelconques qui maigriffent & s'affoibliffent, ils ne s'occupent qu'à leur faire prendre beaucoup
d'aliments & de boiffons reftaurantes.
Ils confeillent aux uns de rechercher
les mets les plus rares & les plus délicats, pour s'exciter à manger plus
qu'ils ne font; ils confeillent à d'autres, de ne manger que des viandes les
plus fucculentes, les plus graffes, les
confommés les plus chargés de jus,
& de boire les vins les plus corrobo-
rants & les plus fpiritueux. Ils confeillent à d'autres, pour augmenter leur
appétit & pour précipiter la digeftion, les aliments du plus haut goût,
préparés par les cuifiniers les plus ha-
biles; ils confeillent des ftomachiques
tels que le quinquina, différents élixirs,
le chocolat le plus affaifonné de vanille
& d'autres aromates, le café le plus
fort, &c. Ils réuffiffent quelquefois à
exciter des forces & à procurer de

l'embonpoint ; mais souvent, ce n'est que pour un court espace de tems ; &, le plus souvent, en surchargeant ainsi ces individus d'une grande quantité d'aliments nuisibles par leurs qualités ; ils donnent lieu, ou à des fièvres humorales, ou à des obstructions, ou à des inflammations, ou à des ruptures de vaisseaux dans l'intérieur, ou à des suppurations, &c.

On ne peut remédier aux différentes espèces de diminution de la nutrition, qui sont produites par les différents vices de constitution (§. 688), ainsi qu'aux différentes maladies qui en résultent, qu'après qu'on a corrigé, ou qu'on a détruit, s'il est possible, les vices de constitution qui en sont les causes.

Les vices de constitution qui causent souvent la diminution de la nutrition, ne se manifestent pas toujours facilement & promptement dans tous les individus. Souvent, pour les découvrir, il faut, pendant plus ou moins de tems, faire observer le régime & surveiller les individus, comme il est prescrit (§. 687). Lorsque par ces moyens, on aura découvert des signes qui sont indiqués dans l'un

des articles ci-après, & qu'on n'apercevra point d'autre cause de maladie,
& qu'on aura appris que l'individu ne
commet ni abus, ni excès; il y aura
lieu de juger que l'individu est atteint
du vice de constitution, dont les signes sont décrits dans l'un des articles
ci-après, & qu'il n'y a que cette cause
de la diminution de la nutrition.

Si on aperçoit dans l'individu, les
signes indiqués dans plusieurs des articles ci-après, & si on apprend que cet
individu commet des abus & des excès;
il y aura lieu de juger que cet individu a plusieurs vices de constitution,
& que la diminution de son embonpoint & de ses forces, a plusieurs causes réunies. Relativement à ce qu'on
aura découvert, qu'il n'y a qu'une seule cause, ou qu'il y a réunion de causes, dans la diminution qu'on aura à
traiter ; on procédera de la manière
prescrite dans les articles suivants.

1°. Si la diminution de la nutrition (§.
688, art. 1), est produite par la foiblesse
de la faim (§. 404, art. 17), & en conséquence, par une moindre quantité d'a-
liments ; il faut d'abord que le jeune
Médecin recherche la cause de la foiblesse de la faim. Les signes des causes

de diverſes eſpèces de léſions de la faim, ſont décrits (depuis le §. 117, juſqu'au §. 191). Lorſqu'on aura dé-couvert, dans l'individu, que la foibleſſe de la faim eſt produite par cette cauſe ; on adminiſtrera le traitement qui convient à l'eſpèce de diminution de la faim qu'on aura reconnue, & qui eſt preſcrit (depuis le §. 197, juſqu'au §. 200).

2°. Si la diminution de la nutrition eſt produite par la foibleſſe de la digeſtion (§. 188, art. 1); on trouvera (§. 404, art. 19), les ſignes & la deſcription des diverſes cauſes qui produiſent la foibleſſe de cette fonction ; on y trouvera auſſi les divers traitemens qui conviennent à chacune de ces cauſes. Ce ſera par ces traitemens qu'en remédiant à la foibleſſe de la digeſtion, on rétablira la nutrition dans ſon état naturel (§. 404, art. 24).

3°. Si la diminution de la nutrition eſt cauſée par la foibleſſe des ſecrétions (§. 668, art. 1), on trouvera (§. 404, art. 2), les ſignes & les deſcriptions des cauſes de la foibleſſe des ſecrétions ; on indique dans ce même (§. 404, art. 20) les moyens de remédier à cette foibleſſe des ſecrétions ; de plus

les traitemens des léfions des fecrétions
font prefcrits Claffe VI, Section III.

4°. Si la diminution de la nutrition
eft produite par la foibleffe de la refpiration (§. 682, art. 2), dont les
fignes font décrits (§. 404, art. 23);
il faut rechercher les caufes de la foibleffe de cette fonction qui font défignées (Claffe X) ; & enfuite, pour préferver des maladies graves que cette
foibleffe de la refpiration peut en-
traîner ; il faut adminiftrer le régime
& le traitement qui conviennent à la
caufe de la foibleffe de la refpiration
qu'on aura reconnue, & qui font prefcrits (Claffe X).

5°. Si les efpèces de diminution de
la nutrition (§. 688, art. 3), font
caufées, foit par l'imperfection de la
circulation qui fe manifefte par le
pouls fort & vif (§. 404, art. 22),
foit par la trop grande vivacité du fens
univerfel (§. 404, art. 26), foit par
l'âcreté des humeurs qui fe manifefte
par les fignes (§. 410) ; pour remédier
à l'une ou à l'autre de ces efpèces de
diminution de la nutrition, & pour
en prévenir les fuites ; il faut adminiftrer le régime & les traitemens qui font
indiqués dans celui de ces §. cités, qui

convient à celle de ces caufes qui a lieu.

6°. Si les efpèces de diminution de la nutrition (§. 688 , art. 4) , font caufées , foit par la goutte , ou par des dartres , ou par le rhumatifme ; foit que ces virus fe foient manifeftés au déhors ; foit qu'ils ne fe foient jamais manifeftés à l'habitude du corps ; on reconoîtra les prémières caufes , par les fignes (§. 412 , 413 , 414 , & 614) ; les fignes des fecondes caufes font décrits (§. 417 ; & 613 , art. 1) ; pour remédier à ces caufes , & en prévenir les fuites , on emploiera les traitemens indiqués dans ces §. cités , & Claffe XXIII.

7°. Lorfque les efpèces de diminution de la nutrition (§. 688 , art. 5) , font caufées par quelqu'une des excrétions extraordinaires de la feconde efpèce qui font trop abondantes , ou par quelqu'une des excrétions extra- ordinaires de la quatrième efpèce qui font abondantes ou trop fréquentes ; on aperçoit facilement les fignes des excrétions extraordinaires de la fe- conde efpèce qui font décrits (depuis le §. 499 , jufqu'au §. 506) , ainfi que les fignes des excrétions extraordinai

res de la quatrième efpèce qui font décrits (§. 518).

Pour remédier à la diminution de
la nutrition qui eft caufée par une excrétion extraordinaire de la feconde
efpèce, qui eft trop abondante ; il
faut adminiftrer celui des traitemens
prefcrits (§. 607), qui convient à
l'excrétion extraordinaire de la feconde
efpèce qui eft trop abondante.

Pour remédier à la diminution de la
nutrition, qui eft caufée par une excrétion extraordinaire de la quatrième
efpèce qui eft abondante ou très-
fréquente ; il faut celui des traitemens
prefcrits (Claffe VII, Section XVI),
qui convient à cette excrétion extraordinaire.

8°. Lorfque dans un individu qui
éprouve la diminution de la nutrition,
on n'aperçoit aucune autre caufe de
maladie ni aucun autre figne de vice
de conftitution, que les fignes indiqués dans l'un des fept articles ci-deffus, & que l'individu n'a commis ni
abus ni excès ; il y a lieu de juger que
la diminution de la nutrition n'eft caufée que par le vice de conftitution qui
fe manifefte par les fignes indiqués dans
cet article ; & qu'en conféquence, il faut,

uniquement, le traitement indiqué dans ce même article.

Mais ſi, dans un autre individu qui éprouve auſſi la diminution de la nutrition, on reconnoît, en même-tems, les ſignes de deux ou trois des vices de conſtitution indiqués dans deux ou trois des articles ci-deſſus; il y a lieu de juger que cet individu réunit pluſieurs vices de conſtitution qui, tous, concourent à la diminution de la nutrition; en conſéquence, il faut adminiſtrer, en même-tems, les traitemens indiqués dans ces deux ou trois articles ci-deſſus; obſervant de ſe conformer au plan général de traitement (depuis le §. 71 juſqu'au §. 86), & de ſatisfaire aux indications & contre-indications (depuis le §. 138 juſqu'au §. 149).

9°. Lorſqu'on ſera parvenu à diminuer & à corriger les vices de conſtitution déſignés dans les art. ci-deſſus, & qu'on aura pu réuſſir à rétablir la nutrition dans l'état ordinaire à chaque individu; on ne doit pas regarder l'individu, comme radicalement guéri; on doit, au contraire, juger que ſon vice de conſtitution eſt toujours à la veille de cauſer une nouvelle diminution de la nutrition. Pour la prévenir il faut que chaque individu obſerve conſtamment le régime qui convient au vice de conſtitution dont il eſt atteint , & qui eſt preſcrit dans le traitement indiqué dans celui des articles ci-deſſus , qui traite du vice de conſtitution dont l'individu eſt atteint.

10°. Nous avons vu (§. 688 , art. 6), que lorſque la diminution de la nutrition eſt cauſée par la vérole, ou par les écrouelles , ou par la gale, ou par le ſcorbut , ou par le cancer ; il faut avoir recours aux traitemens preſcrits contre ces vices (Claſſe XXIII.

Nous avons vu , (Claſſe VII , 700 Section II) , que les différentes eſpèces de diminution de la nutrition, produites par les abus & excès (§. 687) , cauſent ſouvent la diminution & la ſuppreſſion des règles , & qu'elles cauſent ſouvent la diminution & la ſuppreſſion du lait.

Nous avons vu, (Claſſe VII, Section II) , que les différentes eſpèces de diminution de la nutrition, produites par les vices de conſtitution (§. 688), cauſent ſouvent la diminution des règles , ainſi que la diminution & la ſuppreſſion du lait.

O 3

Nous avons vu (§. 520) qu'on ne doit s'occuper à provoquer ou à rétablir les règles que lorsqu'on a remédié à la trop petite quantité d'humeurs, & par conséquent, que lorsqu'on a rétabli la nutrition.

Nous avons vu (§. 581, art. 2), que les femmes qui sont très-maigres exposent leur vie & celles de leurs enfans, en entreprenant de les allaiter.

Les traitemens pour remédier à la diminution de la nutrition dans les femmes, relativement aux diverses causes qui l'ont produite, relativement aux diverses constitutions des femmes, & relativement au rétablissement des règles, sont prescrits (Classe VII, Section VII, & Section VIII).

Les traitemens de la diminution de la nutrition, qui entraîne la diminution & la suppression du lait, relativement à ses diverses causes, relativement aux diverses constitutions des femmes, & relativement à la sécrétion & à l'excrétion du lait, sont prescrits (Classe VII, Section XII).

701 · Les vices de constitution (§. 688) ne sont pas les seuls qui peuvent produire la diminution de la nutrition, dans les femmes. Les excrétions ex-

traordinaires particulières au sexe, telles que les fleurs-blanches, les règles trop abondantes, les lochies trop abondantes, les pertes utérines, l'allaitement; selon que ces excrétions entraînent plus ou moins d'humeurs, qui ne peuvent être rétablies & renouvellées, elles causent la diminution de la nutrition à un degré plus haut ou moindre.

Lorsque la diminution de la nutrition a lieu dans des femmes, & qu'on n'aperçoit en elles, aucune autre cause que l'une de ces excrétions extraordinaires; qu'on n'aperçoit aucun autre vice de constitution, & que ces femmes n'ont commis ni abus ni excès; il y a lieu de juger que c'est cette excrétion extraordinaire particulière au sexe, qui est la cause de la diminution de la nutrition. Alors, c'est à cette excrétion extraordinaire qu'il faut remédier.

Les traitemens des règles trop abondantes & des pertes utérines, par quelque cause qu'elles soient produites, ainsi que les traitemens des maladies qui y sont jointes, sont prescrits (Classe VII, Section IX).

Les traitemens des lochies trop

abondantes & des pertes des femmes en couche, par quelque cause qu'elles soient produires, ainsi que les traitemens des maladies qui y sont jointes, sont prescrits (Classe VI, Section X & Section XI).

Les traitemens de l'excrétion trop abondante de lait, par quelque cause qu'elle soit produite, sont prescrits (Classe VII, Section XII).

Les traitemens des fleurs blanches, par quelque cause qu'elles soient produites, sont prescrits (Classe VII, Section XIV).

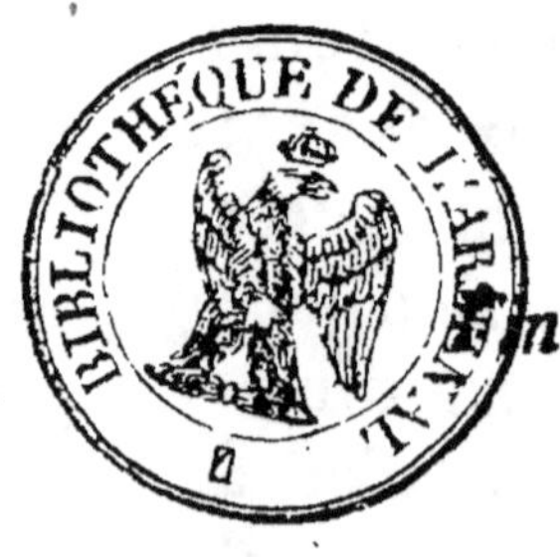

Fin du Tome neuvième.

TABLE

ALPHABÉTIQUE ET SOMMAIRE

Des Matières contenues dans le Tome neuvième.

Les chiffres précédés de §. indiquent le paragraphe.
Les chiffres précédés de P. indiquent la page.

A

C

O 5

O 6

N

P

pages

tés , &c. sont désignées (§. 652).

P. 53

Pouls fréquent (le), est l'altération du pouls la plus commune , & qui , étant constante , & qui , étant jointe à une ou à plusieurs lésions constantes de quelque fonction , ou à quelque lésion constante de l'habitude du corps , caractérise la fièvre. La fréquence du pouls est souvent jointe à d'autres altérations du pouls (§. 653).

p. 58

Pouls (le) qui est , en tout tems , inégal , irrégulier ou intermittent , dans des gens qui , à cette lésion de la circulation près , jouissent de la santé; ses causes & ses traitemens (§. 666).

P. 115.

Fin de la Table du Tome IX.

Fautes à corriger dans le Tome neuvième.

Page 6, *ligne* 28, ensuite le éfidu *lifez* réfidu.

Page 11, *ligne* 18, (. §. 404, n° 1 *lifez* (§. 404, art. 1).

Page 12, *ligne* 27, ges *lifez* âges.

Page 15, *ligne* 6, croyient *lifez* croient.

Page 64, *ligne* 30, la rétablit *lifez* fe rétablit.

Page 65, *ligne* 15, inteftins *lifez* vaiffeaux.

Page 69, *ligne* 13, couftiques *lifez* émétiques.

Page 71, *ligne* 7, XX *lifez* XXII.

Page 84, *ligne* 17, font *lifez* ils font.

Page 101, *ligne* 14, dès l' *lifez* des lé.

Page 111, *ligne* 11. irr *lifez* irré.

Page 112, *ligne* 24, augmentant *lifez* augmentent.

Page 123, *ligne* 24, (§. 449) *lifez* (§. 49).

Page 125, *ligne* 3, de léfions *lifez* des léfions.

Page 125, *ligne* 4, établir *lifez* rétablir.

Page 130. *ligne* 4, danff *lifez* dans.

Page 139, *ligne* 24, ces *lifez* des.

Page 153, *ligne* 4, (§. 195) *lifez* (§. 95).

Page 154, *ligne* 18. (§. 354) *lifez* (§§. 354 & 780).

Page 164, *ligne* 6, point de *lifez* point.

Page 167, *ligne* 27, 1° doit être à la ligne.

Page 168, *ligne* 2, fréquent *lifez* plus fréquent.

Page 174, *ligne* 12, oouche *lifez* bouche.

Page 194, *ligne* 20, de ce §. *lifez* (§. 404).

Page 216, *ligne* 29, par les organes *lifez* par les vices des organes,

Page 228, *ligne* 29, (§. 675) *lifez* (§. 675, art. 3).

Page 234, *ligne* 13, (§. 284 *lifez* (§. 184).

Page 245, *ligne* 13 , mèment *lisez* mènent.
Page 251, *ligne* 10, 'ont *lisez* n'ont
Page 258 , la clôture de la parenthèse , qui est
à la *ligne* 12 , doit être effacée ; & la parenthèse , doit être fermée, *page* 158, à la *ligne* 13,
après le mot différente).
Page 260, *ligne* 6 , qu'à ce que la transpiration insensible *lisez* qu'au défaut d'exercice
& de travail ; soit de corps , soit d'esprit , &
à ce que la transpiration insensible ne se faisant.
Page 286, *ligne* 10 , (§. 605 *lisez* (§. 606.
Page 291 , *ligne* 18 , aucune fonction *lisez*
aucune autre fonction.